Yoga
ab 50

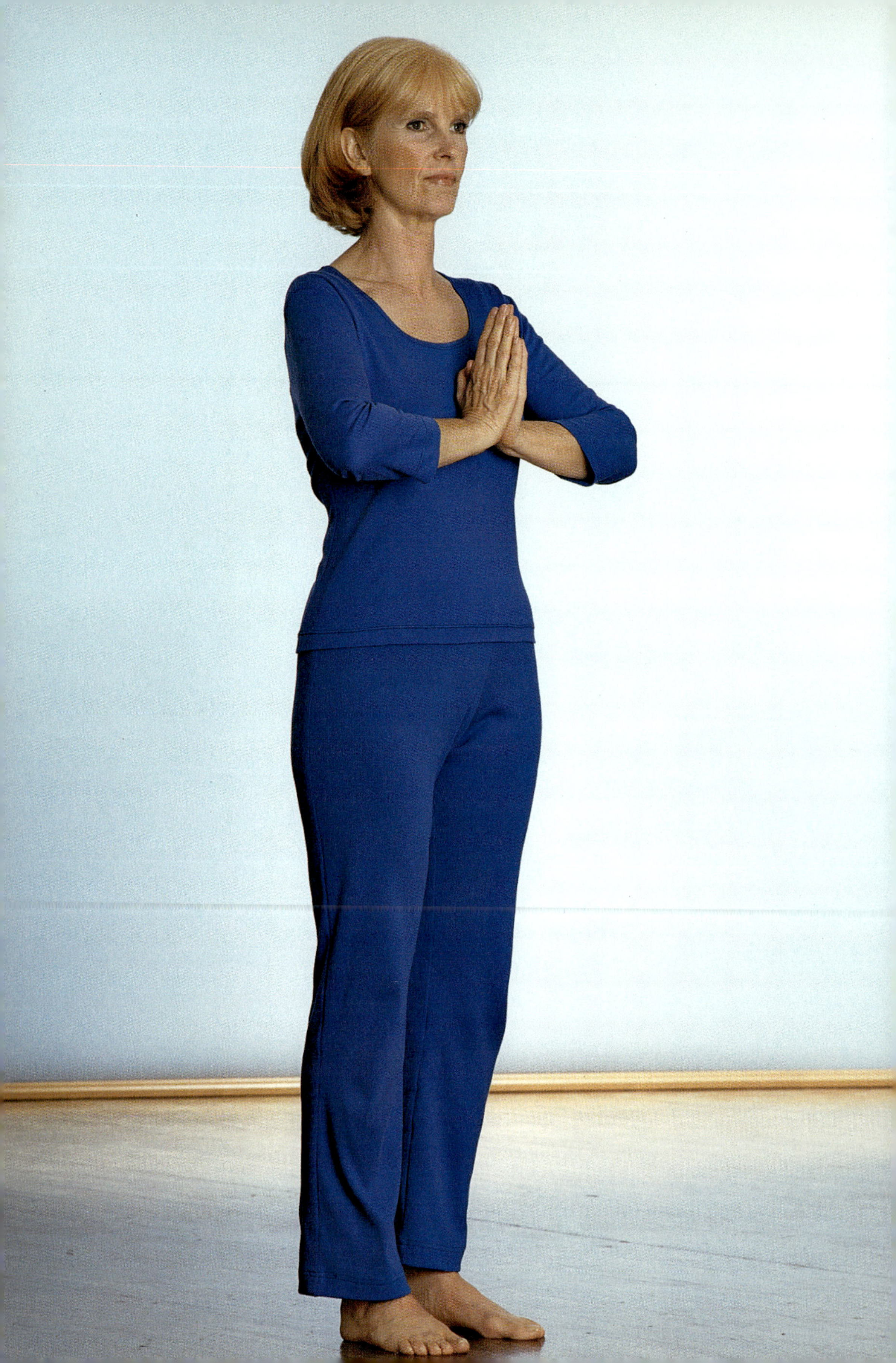

Dorothea Zimmer

Yoga ab 50

Der einfache Weg gesund und beweglich zu bleiben

Weltbild

INHALT

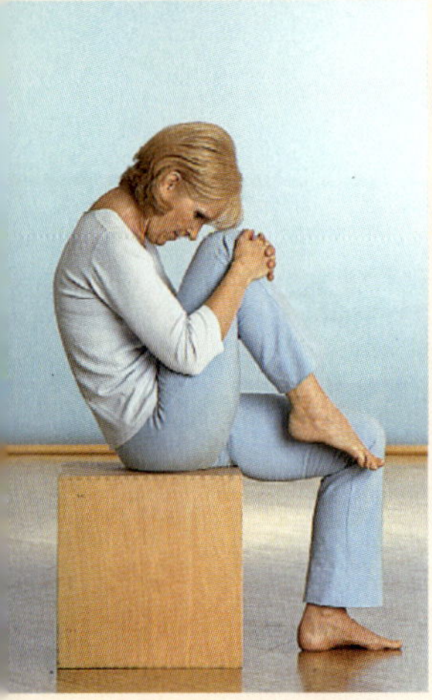

Nutzen Sie effektive Übungen im Alltag.

Lernen Sie, gezielt zu entspannen und Ihre Muskulatur zu kräftigen.

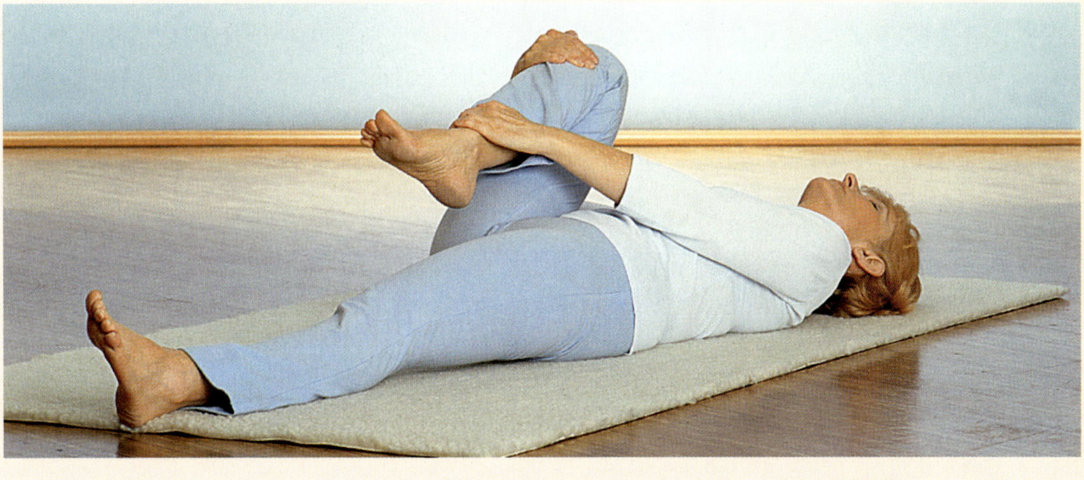

KRAFT SCHÖPFEN AUS DEM YOGA

Die Anti-Aging-Bewegung boomt. Sie hat, wie alles, ihre hellen und dunklen Seiten. Um mit der dunklen anzufangen: Der Jugendkult in unserer Gesellschaft schiebt Menschen jenseits der 50, von wenigen prominenten Ausnahmen abgesehen, gerne ins Abseits.

Älterwerden scheint untrennbar mit Krankheit, Verlust von Attraktivität und Abbau auf körperlicher und geistiger Ebene gekoppelt zu sein. Kein Wunder, dass sich Schönheitschirurgen und die Hersteller von allen möglichen und unmöglichen Anti-Aging-Produkten eine goldene Nase mit dem Bestreben der Menschen verdienen, die Jugendlichkeit aufrecht zu erhalten. »Alle wollen alt werden, aber niemand will alt sein«, heißt es völlig zu Recht.

VERANTWORTUNG ÜBERNEHMEN

Dabei ist es mit dem Übertünchen von Äußerlichkeiten keineswegs getan, wie wir alle insgeheim wissen. Fitness und Gesundheit sind das Ergebnis eines Zusammenspiels vieler Faktoren. Es ist hinlänglich bekannt, dass gesunde Ernährung, körperliches Training, Schlaf und Erholung sowie geistige Beweglichkeit der Schlüssel zu einer anhaltend guten Kondition sind – und das gilt gerade jenseits der 50, wenn der Körper kleine Sünden nicht mehr so leicht verzeiht wie in der Jugend.

Die gute Nachricht ist: Nur sehr wenige Krankheiten sind unausweichliche Schicksalsschläge, und praktisch niemand muss zwangsläufig krank werden, nur weil er älter wird. Tatsächlich können wir selbst sehr viel dazu beitragen, uns lebendig und wohl zu fühlen, innere Kraft und Selbstvertrauen auszustrahlen und uns gelassen und optimistisch auf das Leben mit all seinen Wechselfällen einzulassen.

AKTIV FÜRS LEBEN

Wer sein Leben lang aktiv bleibt, beugt dem Schwund von Muskel- und Knochengewebe vor, erhält sich seine Beweglichkeit und kann bis ins hohe Alter mit den unschätzbaren Gaben eines gesunden Körpers leben: Spazieren gehen und wandern, im Garten arbeiten, Rad fahren, sich bücken, sich mühelos die Schuhe und Strümpfe an- und ausziehen, in die Badewanne steigen, tanzen und die Freuden erotischer und sexueller Begegnung genießen … Das sind in jüngeren Jahren alles mehr oder weniger selbstverständliche Dinge, die aber bei vielen alten Menschen zunehmend zum Problem werden können.

DAS WICHTIGSTE: FLEXIBEL BLEIBEN!

Flexibilität ist das Gegenteil von Starre und Festhalten. Von Menschen, die trotz eines sehr hohen Alters fit geblieben sind, hört man häufig die folgende Erklärung: Sie haben sich die Fähigkeit bewahrt, flexibel und unverwüstlich auf die Anforderungen des

Lebens zu reagieren. Sie klammern sich nicht an alte Erfahrungen, die ihnen nichts mehr nützen, sondern lassen sie los und setzen ihr Leben mit Offenheit für neues Erleben fort. Damit bleiben sie im Fluss des Lebens und im Einklang mit den natürlichen Kräften der Evolution. Anhaltender Widerstand gegen Veränderungen führt dagegen zu verstärktem körperlichen Verschleiß und frühzeitigem Altern.

WARUM YOGA?

Yoga kann Ihnen eine unschätzbare Hilfe dabei sein, flexibler zu werden und starre Vorstellungen loszulassen. Denn so, wie sich emotionale und mentale Blockaden in unserem Körper, vor allem in der Muskulatur zeigen, so können wir anders herum auch durch körperliche Übungen dazu beitragen, Starre und Versteifung auf allen Ebenen auf sanfte Weise aufzulösen. Yoga lehrt uns, die Dinge geschehen zu lassen, indem wir erfahren, wie unser Körper in neue Stellungen und Dimensionen hinein sinkt, ohne dass wir ihn zwingen müssen. Und dennoch sind Sie beim Yoga nicht passiv, sondern fördern sehr aktiv diesen natürlichen Fluss der Energie.

Beginnen Sie noch heute damit, durch regelmäßige Yoga-Übungen Ihre Körperhaltung und Atmung kontinuierlich zu verbessern, sich Ihre Beweglichkeit im Alltag voll zu erhalten und ein Fundament für Kraft, bewusstes Leben und Selbstvertrauen zu schaffen. Machen Sie ein Spiel aus dieser neuen Dimension in Ihrem Leben. Verspieltheit, Entspannung, Freude und Lachen gehören zu den besten Jungbrunnen, die Sie sich erschließen können.

SO HILFT IHNEN DIESES BUCH

Verschiedene bekannte Übungen wurden nicht mit in dieses Buch aufgenommen. Dazu gehört beispielsweise der Kopfstand, der Lotossitz für Meditationen oder die volle Brücke und Spagatübungen. Alles, was in diesem Buch vorgeschlagen wird, können Sie ausprobieren. Sie können auch alle Übungen aus dem Buch heraus selbst erlernen. Trotzdem möchte ich betonen, dass es in vielerlei Hinsicht Sinn macht, sich bei Interesse einer Yoga-Gruppe anzuschließen und unter Leitung eines erfahrenen Lehrers, einer erfahrenen Lehrerin zu üben. Dafür habe ich die komplexeren Übungen ausgespart. Wenn Sie tiefer in das System des Yoga eindringen möchten, empfehle ich Ihnen in eine Yoga-Gruppe zu gehen. Der positive Nebeneffekt ist eine Erhöhung der Motivation, denn vielen Menschen macht das Üben in einer Gruppe noch mehr Spaß. In diesem Buch erfahren Sie, dass Sie in jedem Alter mit Yoga anfangen können. Sie finden Übungen, mit denen alle beginnen können, die sich beweglich genug fühlen, aber auch einfache Übungen, mit denen Sie langsam Ihre verloren gegangene Beweglichkeit wieder steigern können.

Sie werden sehen, dass Yoga großen Spaß machen kann. Nicht Leistung steht hier im Vordergrund, sondern eine Achtsamkeit, die Ihnen erlaubt, genauer auf die Signale Ihres Körpers zu hören und zu lernen, was Ihnen ganz persönlich gut tut.

Ich wünsche Ihnen viel Freude und Erfolg bei dieser Reise, die nirgendwohin führt als zu Ihnen selbst, und die Ihnen zu mehr Gesundheit, Vitalität und Freude im Leben verhelfen kann.

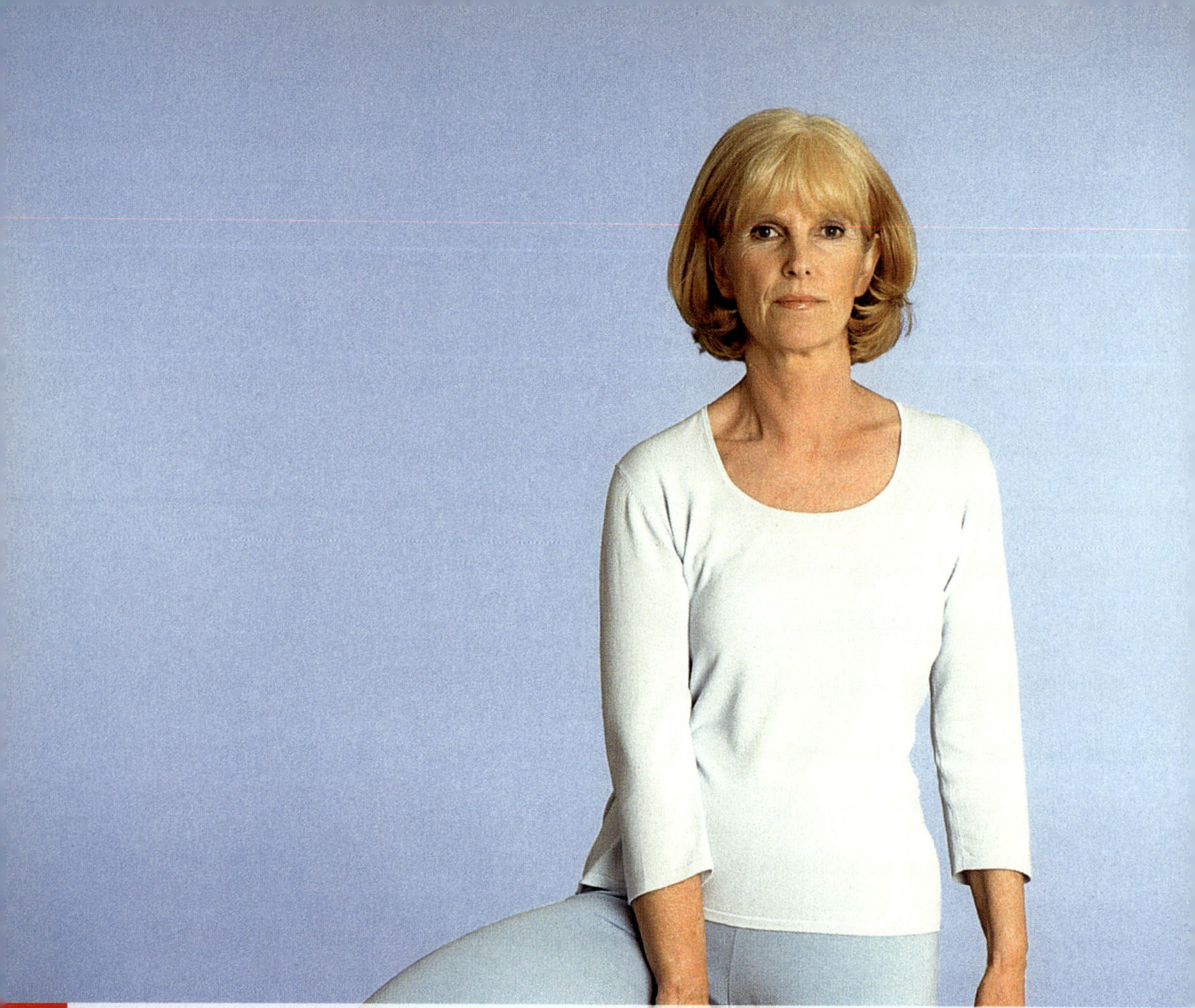

DAS PERSÖNLICHE YOGA FINDEN

Fast 90 Prozent aller Teilnehmer an Yoga-Kursen kommen zunächst wegen gesundheitlicher Beschwerden. Trotzdem ist Yoga von seinem Ursprung her keine Therapie, sondern eine breit gefächerte Sammlung von Ratschlägen und Übungen. Es schenkt jedem Übenden etwas anderes: innere Ruhe, mehr Selbstvertrauen, mehr Kraft, weniger Schmerzen, größeren Optimismus.

DAS HERZ DES YOGA

Bevor wir mit den Übungen anfangen, ist mir wichtig, dass Sie sich ein wenig in die Philosophie und Methodik des Yoga einstimmen. Deswegen gebe ich Ihnen hier eine kurze Einführung in den Kern, das Herz des Yoga.

Vor etwa 100 Jahren begannen einige wenige Menschen im Westen, Yoga zu praktizieren. Sie hatten es zumeist auf Reisen nach Indien bei einem Meister kennen gelernt. Heute, drei Generationen später, sind es allein in Deutschland weit über eine Million Frauen und Männer, die in der einen oder anderen Weise ihre Erfahrungen mit dieser Methode gemacht haben. Yoga wird inzwischen an fast jeder Volkshochschule angeboten, Kurse und Yoga-Schulen gibt es in allen Teilen des Landes. Selbst in der Schulmedizin mehren sich die Stimmen, die Yoga-Übungen als hilf- und segensreich für Körper, Geist und Seele des Menschen ansehen. In Kliniken wird immer öfter Yoga eingesetzt, um die Heilungsprozesse zu beschleunigen.

WAS BEDEUTET YOGA?

Das Wort Yoga kommt aus dem altindischen Sanskrit und bedeutet so viel wie Verbindung, Vereinigung und Beherrschung. Gemeint ist damit die Verbindung von Körper, Geist und Seele, die Vereinigung mit dem Göttlichen, Kosmischen und die Beherrschung des Körpers durch den Geist. Eine Deutungsversion kommt aus der tantrischen Philosophie, nach der der Mensch zwei Pole hat. Der eine liegt oben auf dem Kopf, der zweite unten am Rumpf am Ende der Wirbelsäule. Der obere Pol steht für Bewusstsein und der untere für das Unbewusste. Mit Yoga lassen sich beide Pole verbinden, und zwar mit Hilfe der Kundalini-Energie. Sie kann mit Übungen des Yoga geweckt werden, denn in der Regel wird sie als noch schlafend betrachtet.

SO KÖNNEN WIR VOM YOGA PROFITIEREN

Yoga ist jedoch keineswegs eine Religion, auch kein Sektenglaube oder eine Technik mit vorwiegend bizarren Körperverrenkungen. Yoga ist vielmehr eine Methode, die jeden Menschen dabei unterstützen kann, einen gesunden und harmonischen Lebensstil zu finden. Da es ganz verschiedene Richtungen des Yoga gibt, lassen sich genügend Übungen für jeden finden – vom Anfänger bis zum Fortgeschrittenen, vom Gesunden bis zum Kranken, vom jungen bis zum alten Menschen.

Die yogische Philosophie sagt, der Sinn des Lebens bestehe in der Ausdehnung von Glück. Auch wenn Ihnen die Formulierung vielleicht ein bisschen zu stark vorkommt, so können Sie doch lernen, sich für mehr Begeisterung, Unbeschwertheit und Humor in Ihrem Leben zu öffnen. Damit strömt Ihnen neue Kraft zu, die Sie auch an andere weitergeben können.

Selbst in einer Welt ständig wachsender Anforderungen ist es möglich, sich zu entspannen und aus dem endlosen Quell der Lebensenergie ständig neu zu schöpfen.

DER ACHTFACHE PFAD

Im zweiten Jahrhundert vor Christus hat der indische Yoga-Philosoph Patanjali ein Schema entwickelt, das mehr oder weniger bis heute für alle Yoga-Schulen verbindlich ist. Es stellt einen achtfach verzweigten Pfad dar.

Das Beschreiten dieser acht Pfade hat als Ziel die Einswerdung des Ich mit dem Kosmos, eine vollkommene Harmonie zwischen Körper, Geist und Umwelt. Diese erreichen wir im Zustand der Erleuchtung.

- Verhaltensregeln
- Selbstdisziplin
- Körperhaltungen
- Atemführung
- Sinnesbeherrschung
- Konzentration
- Meditation
- Entspannung und Erleuchtung

Manche Yoga-Schulen betonen den einen oder anderen Pfad, etwa Meditation, in besonderem Maße, aber idealerweise finden alle Aspekte Beachtung und wirken miteinander. Die für uns wichtigsten Grundelemente – Atmung, Entspannung, Konzentration und Meditation – stellen wir mit entsprechenden Übungen noch einmal in einem gesonderten Kapitel ab Seite 36 vor.

VERHALTENSREGELN

Die Verhaltensregeln waren nicht als strenge Vorgabe, sondern eine Art altindische Lebenshilfe gedacht. Dabei ist durchaus nicht alles, was Patanjali vor 2200 Jahren zum gesunden Lebenswandel zu sagen hatte, veraltet. Seine Empfehlung, sich nicht so sehr an Besitz und Konsum zu binden, ist sicher ein Gedanke, der heute in den hoch industrialisierten Ländern weit mehr Sprengstoff birgt als zu damaliger Zeit. Wollen wir ihn auf uns anwenden, bedeutet das jedoch nicht, in Askese zu verfallen. Er kann uns vielmehr helfen, uns nicht so abhängig zu machen von Dingen, von denen wir glauben, sie besitzen zu müssen, ohne sie wirklich zu brauchen.

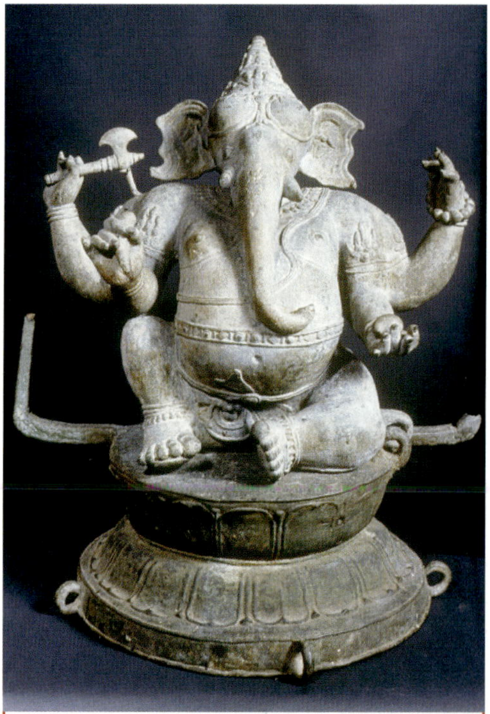

DIE GOTTHEIT GANESHA
Der indische Gott Ganesha hilft mit der Kraft und Intelligenz des Elefanten den Menschen bei jedem Neuanfang und beseitigt Hindernisse.

Mit etlichen weiteren Verhaltensregeln können wir uns schnell anfreunden. So geht es darum, offen und ehrlich zu leben - sich selbst und anderen gegenüber. Auch wird gefordert, keine Gewalt anzuwenden, das heißt, keinem Lebewesen in Gedanken, Worten und Taten etwas zuleide zu tun.

1 SELBSTBEOBACHTUNG

1. Sie können damit anfangen, sich zu beobachten, ob Sie gerne des Öfteren ein wenig schwindeln, um besser dazustehen, Ihre Gefühle zu verstecken oder um möglichen Streit zu vermeiden.
2. Legen Sie sich ein Tagebuch zu, und überlegen Sie jeden Abend, wann Sie sich so verhalten haben und warum Sie das getan haben. Sonst müssen Sie gar nichts tun, nichts ändern, sich nicht dafür verurteilen, einfach nur beobachten. Wir sind alle nur Menschen. Eine solche Zeit der Selbstbeobachtung ist äußerst heilsam, und Sie werden feststellen, dass sich alleine dadurch vieles in Ihrem Leben wandeln wird.

SELBSTDISZIPLIN

Der Bereich der Selbstdisziplin umfasst ein Reservoir an mehr oder weniger persönlich formulierten Regeln. Sie dienen dazu, den Körper frei von Giften und den Geist frei von Begierden zu halten, die uns oder anderen Schaden zufügen könnten. Wahre Selbstdisziplin erwächst aus der Einsicht in die nachteiligen Effekte ungesunder Lebensgewohnheiten und gründet niemals auf Schuldgefühlen, schlechtem Gewissen oder Fanatismus. Viele Menschen, die regelmäßig Yoga praktizieren, hören zum Beispiel mit dem Rauchen auf, weil es nicht mehr schmeckt und nicht mehr zu dem neu erworbenen guten Körpergefühl passt. Das Gleiche gilt für andere Genussgifte, die ja nur zum Gift werden, wenn wir süchtig nach ihnen sind. Belohnung für Selbstdisziplin ist, modern ausgedrückt, ein höherer Wohlfühlfaktor.

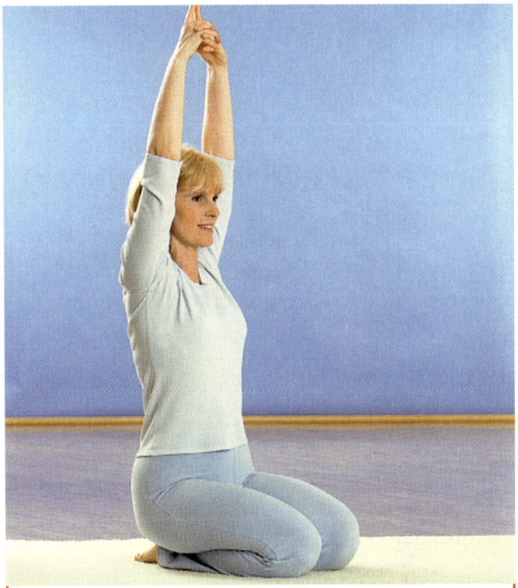

ATEMFÜHRUNG
Die aufrechte Körperhaltung ist ein wichtiger Teil des achtfachen Pfades. Diese Übung stärkt den oberen Rücken und dehnt die Brust.

2 VERZICHT ÜBEN

Sie können heute damit beginnen, an einem Tag in der Woche beispielsweise keinen Kaffee zu trinken, keine Zigarette zu rauchen, keinen Alkohol oder keine Süßigkeiten zu sich zu nehmen oder Ähnliches. Suchen Sie eine beliebige Gewohnheit aus, von der Sie bereits eine gewisse Abhängigkeit entwickelt haben.

KÖRPERHALTUNGEN

Die Körperhaltungen werden durch die Asanas, die Yoga-Stellungen ausgedrückt. Der Wortstamm des Sanskrit-Wortes Asana leitet sich aus dem Wort für »sitzen« her. Im Französischen ist dies in dem Wort s'asseoir noch erkennbar, das heißt »sich setzen«. Gemeint ist jedoch die jeweilige gesamte Haltung, die in der Übung eingenommen wird, was durchaus auch Übungen im Stehen oder Liegen mit einschließt. Beständiges und geduldiges Üben sind erforderlich, um den vollen Effekt dieser Asanas zu erzielen. Jede Pose ist dazu bestimmt, Empfindungen im Körper zu wecken und Wirkkräfte im Organismus auszulösen, die die Gesundheit und das Wohlbefinden verbessern. Diese Wirkung wird auch durch die Aktivierung unterschiedlicher Meridiane, das heißt der Energiebahnen im Körper, erzielt. Entsprechend der Bewegungsmöglichkeiten des menschlichen Körpers gibt es viele tausende Asanas, darunter etwa 100 Grundhaltungen. Einige davon werden wir in diesem Buch kennen lernen.

3 ASANA ZUM AUSPROBIEREN

1. Legen Sie sich auf den Bauch, Ihre Arme sind über den Kopf nach vorne ausgestreckt, die Handflächen liegen auf dem Boden.
2. Während Sie einatmen, heben Sie langsam den Kopf so hoch und so weit nach hinten, wie Sie können. Nicht verkrampfen!
3. Während Sie ausatmen, senken Sie den Kopf langsam wieder zum Boden.
4. Wiederholen Sie die Übung siebenmal. Dann bleiben Sie noch einen Augenblick entspannt liegen.

Wirkung ► Lockert den Nacken, die Schultern und den oberen Teil des Rückens.

ATEMFÜHRUNG

Die Kunst des Atmens besteht aus der Regulierung und Verfeinerung von Einatmung, Ausatmung, des Rhythmus und der Dynamik des Atmens und möglicher Atempausen. Es wird dem Organismus nicht nur Sauerstoff zugeführt, sondern er wird gereinigt und mit Energie aufgeladen. Wichtig beim Yoga ist immer die vollständige Ausatmung.

RUHIG ATMEN

Schon diese sehr einfach auszuführende Übung lässt Sie erleben, wie eng gezielte Bewegung und bewusstes Atmen im Yoga zusammenwirken, um den Körper zu lockern und zu kräftigen.

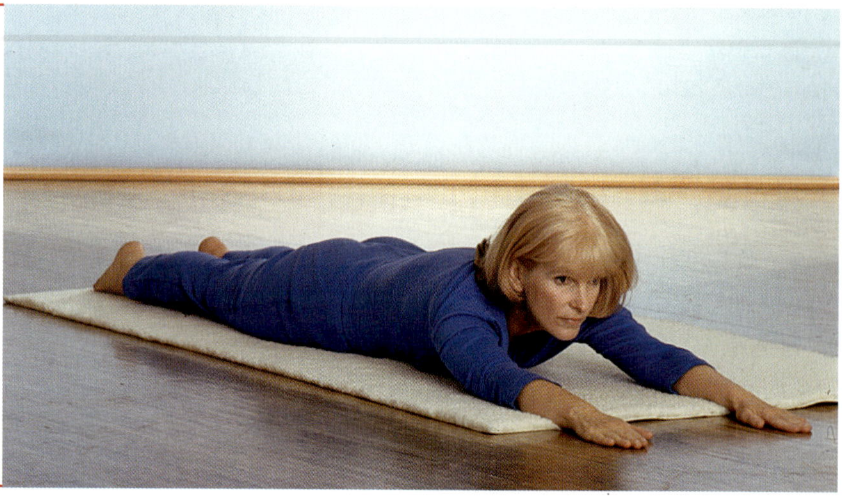

Die meisten Menschen atmen nicht genug aus. So bleibt zu viel verbrauchte Luft in den Lungen, und nicht genügend neuer Sauerstoff kann eingeatmet werden. Wenn wir ausreichend und vollständig ausatmen, geschieht die tiefe Einatmung wie von selbst. Auch der Rhythmus des Ein- und Ausatmens verdient Beachtung. Beim Einatmen lenken Sie den Atem zuerst in den Bauch, dann in die Rippen und danach in die Brust. Beim Ausatmen gehen Sie den gleichen Weg zurück. Sie beginnen, den Atem zuerst aus der Brust, dann aus den Rippen und zuletzt aus dem Bauch herausfließen zu lassen. Das heißt, das Einatmen beginnt immer in der Körpermitte, dem Bauch, und das Ausatmen endet dort. Wenn man dagegen vorwiegend in die oberen Bereiche des Körpers, nämlich Brust und Schlüsselbein ein- und ausatmet, fördert man durch diese künstliche Enge Nervosität, Unruhe und Angstgefühle.

4 BEWUSSTES ATMEN

1. Legen Sie sich flach auf den Rücken. Schließen Sie Ihre Augen. Achten Sie eine Weile darauf, wie Ihr Atem fließt, und beeinflussen Sie ihn nicht.
2. Dann atmen Sie bewusst zuerst in Ihren Bauchraum, dann in die Rippen und zum Schluss in den Brustkorb ein.
3. Beim Ausatmen lassen Sie den Atem aus Ihrem Brustkorb, dann aus den Rippen fließen, und zum Schluss ziehen Sie den Bauch ein in Richtung Rücken. Atmen Sie so tief wie möglich alle Luft aus Ihren Lungen aus. Beim Ausatmen denken Sie: Alle nervöse Spannung fällt von mir ab. Ich bin ruhig und gelassen.

SINNESBEHERRSCHUNG

Bei der Sinnesbeherrschung geht es, auch wenn es zunächst so klingen mag, nicht um zirkusreife Darbietungen oder Kunststückchen. Nur wenigen ist es vergönnt, wie die legendären Yogis schmerzfrei auf einem Nagelbett zu ruhen oder den Herzschlag aussetzen zu lassen. Und den wenigsten von uns wird diese Form der Sinnesbeherrschung erstrebenswert erscheinen.

Wie innen so außen – die Haltung

Bedeutet auch für Sie »Haltung«, dass Sie schuldbewusst den Bauch einziehen und die Brust herausstrecken? Doch dies ist im Sinne des Yoga keine gute Haltung. Es geht vielmehr darum, durch aufmerksames Üben mehr Körperbewusstsein zu entwickeln, die innere Wahrnehmung des äußeren Körpers zu schulen. Vergessen Sie perfektes oder schönes Aussehen beim Üben, aber spüren Sie der Wirkung der Bewegungen nach. Sie üben am besten, wenn all Ihre Fühler und Antennen dabei entfaltet sind wie die Blätter einer Rose.

Die Botschaft dieses Yoga-Pfades für uns alle ist, dass wir nicht Sklave unserer Sinne, unserer Wahrnehmungen und Gedanken sein sollen. In einer Zeit, die von einer totalen Überreizung und Überflutung unserer Sinne geprägt ist, ist dieser Aspekt des Yoga sicher eine Herausforderung. Er bietet aber auch eine Möglichkeit des gesunden Selbstschutzes gegen die Überladung unseres

Geistes und unserer Gefühle durch Fernsehen, Rundfunk, Zeitungen, das Internet und vieles mehr.
Der Sinn und Zweck der Sinnesbeherrschung ist, in unserem Denken und Handeln unabhängiger und freier von allen äußeren Reizen zu werden. Dieses Verhalten ernsthaft zu trainieren, erfordert ebenso Flexibilität wie Beharrlichkeit.

Innere Reize

Auch vor inneren Reizen sollen wir uns hüten, inneren Bildern, die scheinbar ohne unser Zutun aus der Vergangenheit in unser Bewusststein aufsteigen. Das können Erinnerungen an Verletzungen, traumatische Erlebnisse oder eigenes Fehlverhalten sein, die Schuld- oder Schamgefühle auslösen oder uns zum Grübeln verleiten. Statt sich von ihnen beherrschen zu lassen, lehrt Yoga, auch diese Bilder lediglich wahrzunehmen und anzuerkennen, dass sie da sind, sich aber nicht von ihnen beeinflussen zu lassen. Zudem wird ein zeitweiliger Rückzug von Sinneseindrücken empfohlen, eine Art Fastenkur für die Sinne. Sie könnte etwa darin bestehen, ganze Tage ohne Fernsehen oder Zeitung zu verleben.

5 Schlechte Laune wegzaubern

1 Um zu erfahren, wie Sie sich weniger von Ihren inneren Reizen beeinflussen lassen können, versuchen Sie es mit folgendem kleinen Experiment. Wenn Sie das nächste Mal ärgerlich, wütend oder depressiv sind, treten Sie vor einen Spiegel. Lassen Sie Ihr Gesicht lächeln. Auch wenn es Ihnen seltsam vorkommt, und Sie gar keine Lust dazu haben: Lächeln Sie Ihr bezauberndstes Lächeln. Denken Sie nicht nach, lassen Sie Ihre Gedanken in den Hintergrund treten, und konzentrieren Sie sich ganz auf die Übung: Lächeln. Automatisch werden Ihnen Situationen ins Gedächtnis kommen, bei denen Sie Anlass hatten, freundlich und offenherzig zu lächeln.

2 Bleiben Sie bei diesen Gedanken und bei Ihrem Lächeln. Halten Sie etwa fünf Minuten lang durch. Es ist nur ein Spiel! Sie haben nichts zu verlieren außer Ihrer schlechten Laune.

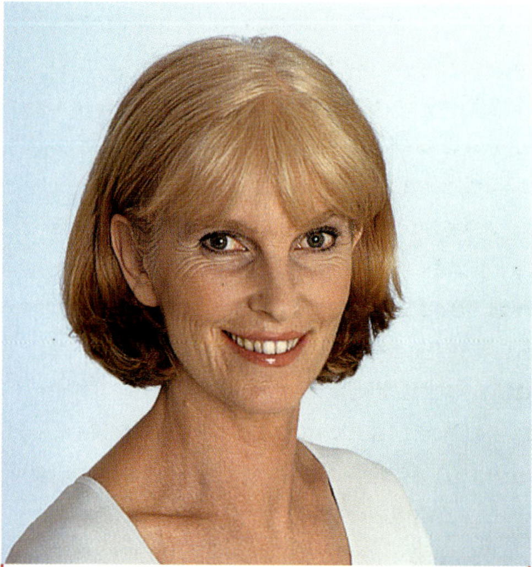

LÄCHELN SIE
Yoga-Übungen sind oft verblüffend einfach und haben doch eine Wirkung, die nachdenklich macht. Probieren Sie aus, wie Ihr Lächeln Sie verzaubert.

Konzentration

Konzentration heißt Sammlung Ihrer Aufmerksamkeit auf ein Objekt, eine Handlung, auf eine Gedankenfolge, eine Sinneswahrnehmung und so weiter. Sie lässt uns ganz in der Gegenwart aufgehen. Konzentration ist die Grundlage für Meisterschaft im Leben. Denn Sie werden es oft erleben, dass Sie sich nicht willentlich konzentrieren können, sondern dass Sie ständig abgelenkt werden und dass Ihre Gedanken Sie im Griff haben statt umgekehrt. Konzentrationsübungen sind daher äußerst praktische Hilfen für Ihren Alltag und Ihre Lebensgestaltung.

Spezielle Konzentrationsübungen arbeiten mit dem Atem, mit der Ausrichtung auf eine bestimmte Körperregion oder einen äußeren Gegenstand, etwa eine Kerze oder ein Bild (mehr dazu ab Seite 43).

6 ZIELGERICHTETE AUFMERKSAMKEIT

1. Nehmen Sie ein Blatt Papier, und zeichnen Sie mit einem dicken Filzstift einen blauen Kreis mit einem blauen Mittelpunkt darin. Heften Sie das Blatt an ein freies Stück Wand.
2. Setzen Sie sich etwa drei Meter davor auf einen Stuhl, entspannen Sie sich, aber halten Sie Ihren Rücken gerade. Atmen Sie zwanglos ein und aus.
3. Fassen Sie nun den Mittelpunkt des Kreises ins Auge. Wenden Sie den Blick nicht ab. Zucken Sie nicht mit den Lidern, und halten Sie aus, so lange Sie können, ohne dass Ihre Augen zu tränen beginnen. Wenn die Augen brennen oder Ihnen die Tränen kommen, brechen Sie die Übung ab.
4. Sie können die Übung täglich etwas verlängern – bis zu einer Gesamtdauer von zehn Minuten. Sie werden feststellen, dass Sie mit der Zeit immer ruhiger werden und immer tiefer atmen.

MEDITATION

Der Geist ist ein Teil von uns, der genauso trainiert werden sollte wie unser Körper, um optimal zu funktionieren. Meditation ist wie Stretching, Dehnen und Strecken für den Geist. Wenn Sie anfangen, regelmäßig zu meditieren, hat dies eine Auswirkung auf viele Bereiche Ihres Lebens. Meditation hilft, über ein bloßes Ausruhen oder Entspannen hinaus, sich von oberflächlichen Gedanken zu befreien und mehr Frieden und Klarheit zu finden. Manche sagen auch, dass Meditation die Erforschung der Pausen zwischen den Gedanken ist.

Der Prozess des Meditierens nimmt eine zentrale Stellung im Yoga ein. Deswegen ist es sinnvoll, Yoga-Übungen auch immer mit kurzen Meditationen, wie Sie einige in diesem Buch finden werden, zu verbinden.

Konzentration auf die Mitte

Einer der Kernbegriffe bei jedem Üben ist die Konzentration. Konzentration ist die Fähigkeit, alles auszublenden, was nichts mit dem zu tun hat, womit Sie gerade beschäftigt sind, und sich vollständig und ausschließlich auf das eigene Tun einzulassen. Konzentration ist aber nichts Anstrengendes. Im Gegenteil: Achten Sie nur auf das, was Sie gerade tun. Spüren Sie, wie der Atem kommt und geht, verbannen Sie alle störenden Gedanken. Und Sie werden erleben, wie sich ganz ohne Ihr weiteres Zutun das Gefühl einstellt, ganz bei sich selbst zu sein – oder anders ausgedrückt, in der eigenen Mitte, im Zentrum zu sein.

Am besten ist es, am Schluss einer Übungsform zu meditieren. Die Übungen selbst stimulieren meist die linke, handlungsorientierte Gehirnhälfte, während Meditationen die rechte Gehirnhälfte aktivieren und für Entspannung und Einsicht in tiefere Zusammenhänge sorgen.
Dabei ist es durchaus nicht nötig, täglich mindestens eine halbe oder ganze Stunde bewegungslos zu verharren und sich damit abzuquälen, die Gedanken abzustellen. Es kommt nicht auf die Dauer des Übens an. Aber je öfter Sie üben, desto eher ist es möglich, auch mit fünfminütiger Stille und »Innenschau« schon ein Gefühl der inneren Ruhe und Entspannung zu finden.

7 MEDITATION ZUM AUSPROBIEREN

1 Eine einfache Art, den Geist zu beruhigen, ist, ihn mit einer wenig anstrengenden, sich ständig wiederholenden Tätigkeit zu beschäftigen. Eine beliebte Methode ist, die Atemzüge zu zählen.

2 Setzen Sie sich dazu auf einen Stuhl und halten Sie Ihren Rücken gerade. Ihre Hände liegen locker auf Ihren Knien, die Handflächen sind zur Decke geöffnet. Schließen Sie die Augen.

3 Konzentrieren Sie sich nun auf Ihren Atem, ohne ihn zu beeinflussen. Fangen Sie einfach an zu zählen, jedes Ein- und Ausatmen gilt dabei als Einheit. Versuchen Sie, zehn Atemzüge lang nur zu zählen, ohne in Gedanken abzuschweifen oder durcheinander zu geraten. Dann fangen Sie wieder von vorne an.

4 Machen Sie die Übung jeden Tag fünf Minuten lang, und Sie werden über die Auswirkungen staunen.

Die achte Stufe

Die höchste Entwicklung, zu der Yoga führen kann, wird als die achte Stufe, Samadhi oder Erleuchtung bezeichnet. Dies ist ein tranceartiger Zustand, in dem man die Fähigkeit erlangt, über die Grenzen der Vernunft und der Sinne hinauszugehen. Man erlebt sich selbst auf transzendente Weise, tritt in Kontakt mit einer spirituellen Welt der Freude. Es wird berichtet, dass erleuchtete Menschen frei sind von allen Leiden, die aus der Berührung mit der Materie stammen. Um die achte Stufe zu erlangen, braucht man Talent und Geduld.

ERLEUCHTUNG

Der Zustand der Erleuchtung ist das eigentliche Ziel des Yoga – ein Endziel, das in weiter Ferne zu liegen scheint. Und doch ist es für jeden Menschen möglich, eine Ahnung davon zu bekommen, was Erleuchtung heißen mag, denn so genannte Gipfelerlebnisse sind vor allem während meditativer Übungen jederzeit möglich, wenn auch nicht garantiert. Auch Künstler oder Sportler berichten übrigens von solchen Gipfelerlebnissen. In derartigen Zuständen erfahren wir, wie alle Spannungen, Begierden, Sorgen und Anstrengungen von uns abfallen, wie wir mitfließen können im Strom des Lebens, ohne uns ihm entgegenzustellen mit unseren Urteilen und Konzepten, Gefühlen und Erwartungen.
Gipfelerlebnisse können nicht geübt werden. Sie entstehen als Momente der Gnade und können nicht »gemacht« werden.

DIE VERSCHIEDENEN YOGA-WEGE

Das von Patanjali als ganzheitliche Methode entworfene Yoga war im Laufe der Jahrhunderte einigen Wandlungen unterworfen. Es bildeten sich diverse Schulen, die unterschiedliche Schwerpunkte bei den »acht Pfaden« legten.

Beim Raja-Yoga wird zum Beispiel der Meditation besonderer Wert beigemessen, beim Karma-Yoga dem selbstlosen Handeln. In die westliche Welt ist vorrangig das Hatha-Yoga übernommen worden, ein System aus Körper,- Entspannungs- und Atemübungen, das damit für uns zum Inbegriff des Yoga wurde.

Bei seiner Verpflanzung in westliche Kulturen hat sich das Yoga von einem Weg zu tiefer spiritueller bzw. religiöser Erfahrung in andere Richtungen entwickelt, die jedoch ebenso ihre Berechtigung haben. Es gibt kein »gut« oder »schlecht«, solange die Praktizierenden von ihrem persönlichen Yoga-Weg profitieren.

► Anerkannt ist der Nutzen von Yoga-Übungen zum gezielten Abbau körperlicher Beschwerden.

► Menschen, die sich intensiver mit den spirituellen Aspekten befassen wollen, verstehen Yoga als einen Weg zur Selbsterfahrung. Häufig wird hier die Entspannungs-, Atem- und Meditationspraxis betont. Sie können mit dem Hatha-Yoga beginnen oder eine der anderen Schulen kennen lernen, die auch in Deutschland verbreitet sind (→ Seite 18), zum Beispiel Mantra- oder Kundalini-Yoga.

► Der körperbetonte Aspekt des Yoga-Übens wurde schließlich von der Well-und-Fit-Generation entdeckt. Beispiele sind das Ashtanga- und Jivamukti-Yoga sowie das weiterführende Power-Yoga mit stark rhythmischem Charakter.

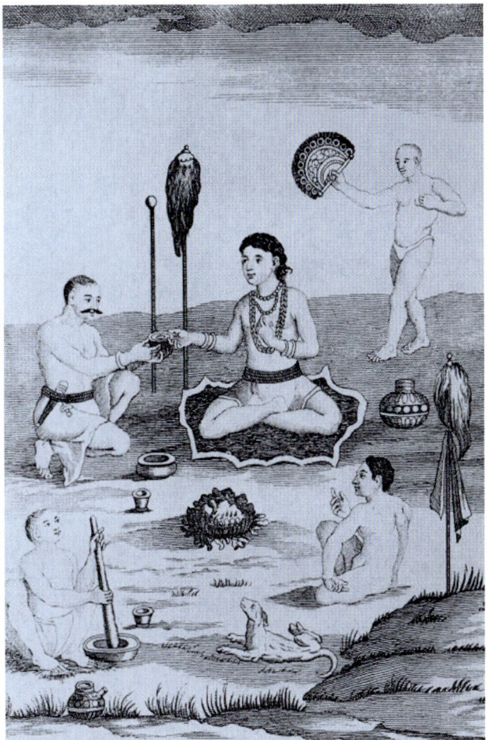

YOGA UND NATUR
Die Kunst des Yoga wurde von den großen Lehrern in unmittelbarer Nähe zur Natur entwickelt und nur an ausgewählte Schüler weitergegeben.

Die wichtigsten Schulen des Yoga

Wir können Ihnen hier nur einen kurzen Überblick über die heute verbreiteten Yoga-Schulen geben. Bei Interesse erkundigen Sie sich, ob es entsprechende Kurse in Ihrer Nähe gibt. Neben dem Hatha-Yoga sind es vor allem:

Raja-Yoga oder das Königliche Yoga

Sein Ziel ist geistiger Natur: Beherrschung der Gedanken und Empfindungen und Erlangung höherer Bewusstseinszustände. Raja-Yoga arbeitet vor allem mit Worten und Symbolen.

Mantra-Yoga

Worte und Silben aus dem Sanskrit werden gesungen oder gesprochen. Es sind so genannte Worte der Macht, deren Schwingungen Veränderungen in Körper, Geist und Seele hervorrufen können. Eines der bekanntesten Mantren ist: »Om mani padme hum«, was so viel heißt wie: Göttlicher Juwel im Lotos des Herzens.

Bhakti-Yoga

Es ist das Yoga der Hingabe, der Liebe und Glückseligkeit. Im Bhakti-Yoga werden vor allem die Gefühle kultiviert.

Kriya-Yoga

Kriya-Yoga lehrt die Beherrschung der Lebenskraft mit Hilfe des Atems, die Konzentration auf psychische Reinigung und Läuterung.

Inana-Yoga

Inana-Yoga konzentriert sich auf die Beherrschung der Gedanken. Kontemplative Erkenntnis steht im Vordergrund.

Karma-Yoga

Das Karma (Sankrit: Tat) bestimmt das Dasein des Menschen im nächsten Leben. Im Karma-Yoga wird selbstloses Tun und der Dienst an der Welt geübt. Pflichten werden ohne innere Bindung an die Folgen oder Belohnungen des eigenen Tuns ausgeübt.

Kundalini-Yoga

Kundalini-Yoga beruht auf dem ursprünglichen Hatha-Yoga, gilt jedoch als eigene Schule, die in der Tradition des Yogi Bhajan seit den sechziger Jahren des 20. Jahrhunderts im Westen bekannt wurde. Die kraftvollen Übungen, kombiniert mit intensiven Atemübungen, sind vorrangig auf das Erwecken der in uns schlummernden Energie ausgerichtet, die uns erst die volle Entfaltung unseres inneren Potenzials ermöglicht. Diese Kundalini-Kraft, die alle Energiezentren (Chakren, → Seite 22) berührt, wird manchmal auch Schlangenkraft genannt. Wir werden einige Übungen aus dem Kundalini-Yoga im Rahmen dieses Buches vorstellen.

Luna-Yoga

Luna-Yoga ist eine Abfolge von Yoga, Bauchtanz, Atemübungen und Bewegungen speziell für Frauen. Von der Weltgesundheitsorganisation WHO wurde bestätigt, dass Luna-Yoga Frauen hilft, ihre weiblichen Rhythmen zu harmonisieren. Botschaften des Körpers werden besser erkannt, Zyklusstörungen und Periodenschmerzen gelindert oder beseitigt. Das weibliche Hormonsystem wird positiv beeinflusst.

HATHA-YOGA

Das Hatha-Yoga, mit dem wir uns in diesem Buch vor allem beschäftigen, ist außerhalb Indiens sicherlich der bekannteste Yoga-Weg und derjenige, der im Westen am weitesten verbreitet ist. Es wurde ungefähr um 1100 nach Christus in Indien begründet, und um 1500 entstand die »Hatha-Yoga-Pradipika«, ein noch heute viel zitiertes Standardwerk. Der Begriff »Hatha« bedeutet ursprünglich so viel wie Kraft und die Vereinigung gegensätzlicher Kräfte, zusammengesetzt aus den Silben Ha für die Sonne und Tha für den Mond. Hatha-Yoga ist ein ganzheitlicher Übungsweg, der Sie in den Reichtum Ihrer inneren Welt führt. Die Aufmerksamkeit liegt auf bewusst und achtsam ausgeführten Bewegungen und Körperhaltungen, Atem-, Konzentrations- und Meditationsübungen.

HATHA-YOGA ANWENDEN

Man unterscheidet bei den Übungen verschiedene Aspekte. In diesem Buch werden Sie vor allem folgende kennen lernen:

- Die Asanas (→ Seite 12).
- Die Karanas. Dies sind ganze Übungsfolgen, also im Grunde jeweils Reihen von einzelnen Asanas. Der Sonnengruß ist einer der bekanntesten (→ Seite 64).
- Die Kriyas. Damit bezeichnet man bestimmte Übungen, die der Reinigung des Organismus dienen.
- Mudras. Bekannt wurden die Mudras bei uns auch als »Yoga mit den Händen«. Es handelt sich dabei jedoch insgesamt um Gesten mit der Hand, den Armen, dem Kopf und dem ganzen Körper, die innere Haltungen ausdrücken und heilsame Vorgänge in Körper und Geist hervorrufen können. Mehr dazu ab Seite 49.
- Visualisierungen. Sie werden vor allem in Verbindung mit meditativen Techniken benutzt und helfen, die Aufmerksamkeit und das innere Auge auf bestimmte Symbole oder Körperregionen oder auch heilende Bilder zu richten.
- Atembefreiung. Dies sind Techniken des Atmens, die sehr zentral sind für alle Yoga-Übungen.

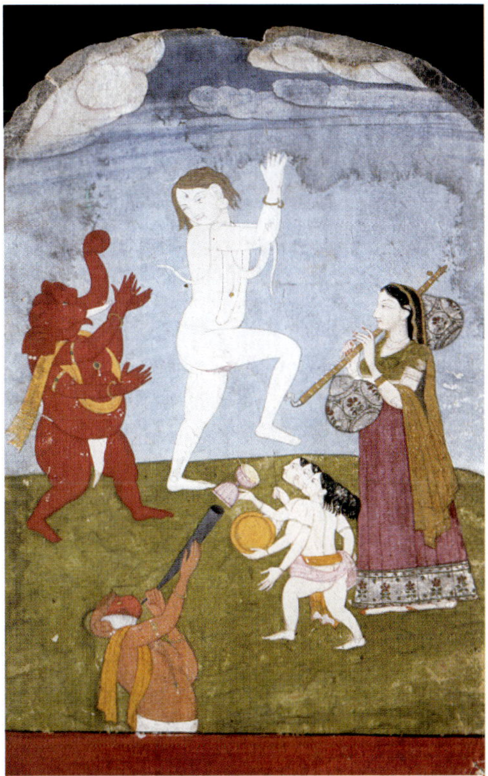

TANZ DER GÖTTER

Ein Tanzwettbewerb zwischen dem elefantenköpfigen Ganesha und seinem Vater Shiva. Diese schillernde Gottheit gilt als höchster Yogameister.

SO FÖRDERT YOGA DIE GESUNDHEIT

Im Gegensatz zu bloßer Gymnastik oder Aerobic hat jede einzelne Yoga-Übung eine gesicherte Wirkung auf Organe oder Bereiche des Körpers. Man kann lernen, welche Übungen für welche Beschwerden besonders gut geeignet sind.

Dazu gehört natürlich auch, welche Bewegungen im Einzelfall bei bestimmten gesundheitlichen Störungen vermieden werden müssen. In ihrer Ausbildung werden angehende Yogalehrer und Yogalehrerinnen ausführlich in der Anatomie und Physiologie des Menschen geschult.
Ich möchte jedoch darauf hinweisen, dass Yoga nicht als Therapie entwickelt wurde. Die Heilwirkung der Übungen war den Begründern dieser Disziplin zunächst nur Voraussetzung für ihr eigentliches Ziel, die vollkommene Harmonie von Körper und Geist zu erlangen. Erst im 20. Jahrhundert wurde zunehmend Gewicht auf die gesundheitlichen Aspekte des Yoga gelegt.

YOGA FÜR RÜCKEN, MUSKELN UND GELENKE

Rückenbeschwerden gehören zu den häufigsten gesundheitlichen Störungen unserer Zeit. Der Zustand der Wirbelsäule nimmt für unsere körperliche, aber auch psychische Entwicklung eine zentrale Stellung ein. Ohne Wirbelsäule könnten wir nicht leben, denn sie ist unsere innere Stütze, die unserem Körper Struktur gibt und gleichzeitig ermöglicht, dass er sich in alle Richtungen bewegen kann. Unsere Sprache selbst weiß, dass unser Rückgrat auch für Persönlichkeitsanteile und -merkmale von uns steht. Ob wir jemanden als »ohne Rückgrat« bezeichnen, als jemanden, der dauernd »buckelt«, oder jemanden »hartnäckig« nennen, immer ist hier ein psychisches Muster gemeint, das seine Entsprechung im Zustand der Wirbelsäule haben kann.
Man kann umgekehrt aus ihrer Verfassung gewisse Rückschlüsse auf den Stand der Ich-Entwicklung und Persönlichkeit ziehen. Die Flexibilität eines Menschen hängt eng zusammen mit der Flexibilität seiner Wirbelsäule. Hier hilft Yoga doppelt. Die Übungen, auch wenn sie zunächst nur den Körper zu betreffen scheinen, wirken auf Dauer immer ganzheitlich, sie beeinflussen unsere gesamte Befindlichkeit.

Besonders hilfreich für Senioren

Probleme mit der Wirbelsäule beginnen häufig mit dem Älterwerden, weil viele Menschen sich einerseits körperlich nicht mehr so viel bewegen wie in der Jugend, aber auch innerlich unbeweglicher werden. Sie wollen nichts Neues mehr lernen, klammern sich an das Altbewährte und werden so ständig unflexibler. Auf der körperlichen Ebene sammeln sich immer mehr Ablagerungen an der Wirbelsäule, und der Mensch wird ständig steifer. Er kann sich nicht mehr richtig bücken, das Anziehen der Socken

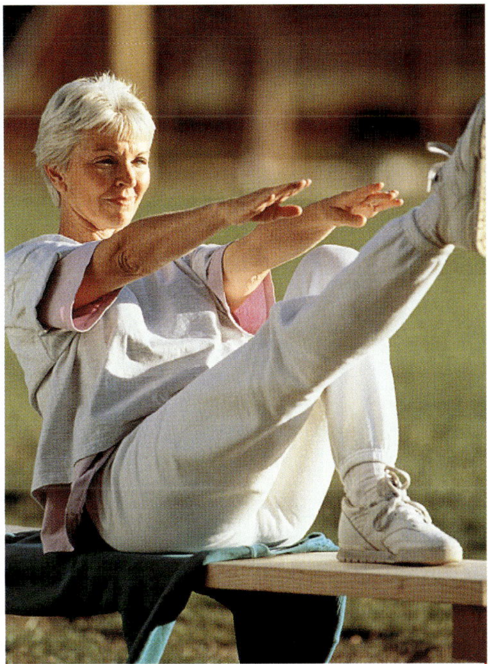

LEBENDIGE NATUR

Üben Sie, wenn möglich, viel und oft in der freien Natur oder an der frischen Luft. Tai Ji, Qi Gong und auch Yoga bieten sich dafür besonders an.

und Schnüren der Schuhe wird mühsamer. Die aufrechte Haltung, die im Yoga immer wieder betont wird, sowie viele Dreh- und Streckübungen für die Wirbelsäule zeigen hier bei regelmäßigem Üben eine deutliche positive Wirkung. Durch dieses Aufrichten kehren Kraft und Energie zurück, und die ganze Persönlichkeit wird gestärkt.

Muskeln und Gelenke beweglich halten

Auch der Zustand der Muskeln und Gelenke wird im Yoga nachhaltig verbessert. Ein Muskel, der nicht gebraucht wird, verliert schnell an Kraft und wird immer schwächer und dünner. Gelenke, die nicht benutzt werden, verlieren mit der Zeit ihre Beweglichkeit. Sie werden bei vielen Menschen im Laufe der Zeit durch Mangel an körperlicher Bewegung sowie Ernährungsfehler immer unbeweglicher. Auch eine schlechte Körperhaltung und eine unflexible Wirbelsäule können die Ursache für steife Gelenke und verkürzte Muskeln und Bänder sein.

Mit vielen Yoga-Übungen lässt sich dieser Entwicklung auf sanfte Art entgegenwirken. Beim Üben werden die Gelenke bewegt und damit die Bänder flexibel gehalten. Die Verletzungsgefahr ist äußerst gering. Muskeln und Knochen werden nicht übermäßig belastet, aber gestärkt, und sie lernen, besser und koordinierter zusammenzuarbeiten. Das Dehnen und Strecken der Muskulatur gehört praktisch zu jeder Übungsabfolge oder steht an ihrem Beginn.

YOGA FÜR ORGANE UND DRÜSEN

Zahlreiche Übungen zielen auf die inneren Drüsen und Organe, da die Bewegungen die Blutzufuhr in diese Bereiche verbessern und sie von Stoffwechselabfallprodukten, Säurekristallen und Giften reinigen. Auch die Darmperistaltik sowie die Arbeit der anderen Verdauungsorgane kann entscheidend gefördert werden. Das ist übrigens der Grund, warum Sie am Schluss Ihrer Übungen immer eine Ruhepause von ein paar Minuten einplanen sollten. In dieser Zeit verarbeiten die Reinigungsorgane Ihres Körpers – Haut, Lunge, Niere und Darm –

die in die Blutbahn gebrachten Abfallstoffe. Wenn Sie zusätzlich viel trinken, erleichtern Sie damit den Abtransport über die Nieren.

Drüsenfunktionen und Hormone

Die Drüsen gehören zu den Lieblingsthemen des Yoga. Oft wird die körperliche Wirkung der Übungen zusammengefasst als Effekt auf die Drüsen, die auch als Wächter der Gesundheit und Jugendlichkeit bezeichnet werden. Tatsächlich gehen unsere Stimmungen, Gefühle und nervlichen Zustände einher mit bestimmten Drüsenfunktionen. Nicht zuletzt ist der Alterungsprozess oder umgekehrt die Jugendlichkeit unseres Organismus eng mit den Drüsen und ihren Hormonen verbunden.

Viele Anti-Aging-Konzepte bieten Produkte an, die die abnehmenden hormonellen Ausschüttungen der Drüsen mit zunehmendem Alter ersetzen sollen. Yoga ist hier Hilfe zur Selbsthilfe. Durch Massage der inneren Organe über bestimmte Bewegungen, wie zum Beispiel den »Feueratem« (→ Seite 40), werden auch die Drüsenfunktionen angeregt und optimiert.

Yoga arbeitet darüber hinaus mit den sieben Energiezentren des Körpers, auch Chakren genannt, die in direkter Verbindung zu den Drüsen stehen.

Die sieben Chakren

Die indische Medizin unterscheidet sieben Hauptchakren, von denen jedes in einem bestimmten Bereich wirksam ist. Man stellt sich diese Zentren am besten als kreisförmige Wirbel oder Räder vor, von denen gleichmäßige Energiewellen ausgehen.

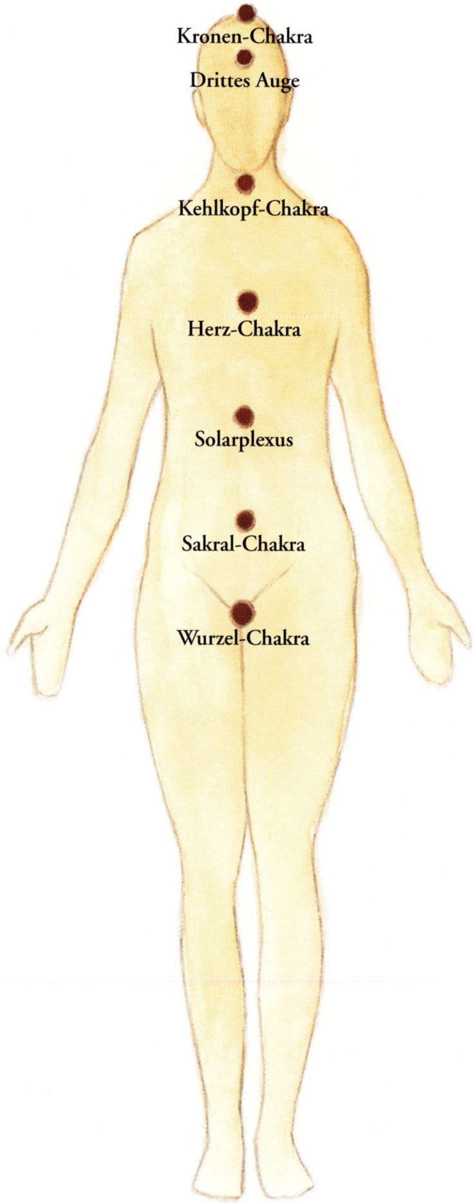

DIE CHAKREN

Wie auf einer Achse sind die Kraftwirbel der Chakren von unten nach oben angeordnet. Kann ihre Energie frei fließen, ist der Mensch gesund.

Chakra	Lebensthema	Drüse
Wurzel-Chakra	Urvertrauen, grundlegende Lebensenergie	Nebennieren
Sakral-Chakra	Sexualität, Sinnlichkeit, Kreativität	Keimdrüsen
Solarplexus	Macht, Überleben in der Außenwelt, Selbstachtung	Bauchspeicheldrüse
Herz-Chakra	Liebe, Mitgefühl	Thymusdrüse
Kehlkopf-Chakra	Selbstausdruck, Kommunikation	Schilddrüse
Drittes Auge	Intuition, Klarsicht, Selbsterkenntnis	Hirnanhangsdrüse
Kronen-Chakra	Verbindung mit dem Kosmos, Spiritualität	Zirbeldrüse

Auch bei uns bekannt sind der Solarplexus oder das Stirnchakra, das in vielen Kulturen eine Entsprechung als »Drittes Auge« hat. Fließt die Energie an allen Chakren gleichmäßig, fühlen wir uns fit und gesund und sind im Gleichgewicht unserer Kräfte. Ist jedoch die Energie an einem bestimmten Chakra blockiert, so hat das Auswirkungen auf verschiedene Ebenen – die jeweiligen Drüsen funktionieren nicht optimal, und in den korrespondierenden Lebensthemen oder -bereichen (→ Kasten) herrscht eine Energieblockade.
Yoga-Übungen können diese Blockaden ganz gezielt lösen. Werden die Energiezentren harmonisiert und aktiviert, können sich sowohl im Inneren Ihres Körpers als auch im Äußeren Ihres Lebens gesündere Energiemuster entwickeln.

YOGA FÜR HERZ, LUNGE UND KREISLAUF

Herzkrankheiten sind die Todesursache Nummer eins in den industrialisierten Ländern. Vielen Menschen ist nicht klar, wie stark hierfür auch psychische Faktoren verantwortlich sind. Selbstrespekt, Lebenswille und Liebesfähigkeit sind zentrale Voraussetzungen für ein gesundes Herz- und Kreislaufsystem. Ein Fehlen dieser Eigenschaften drückt sich unweigerlich im Lebensstil aus und zieht dann gesundheitliche Probleme nach sich. Auch ein Mangel an Bewegung gehört mit zu diesem Ursachenkomplex. Wenn ein Herz zum Beispiel nicht jeden, sprich wirklich jeden Tag wenigstens zehn Minuten intensiv schlagen und pumpen muss, verliert es bereits nach wenigen Tagen mehrere Prozent seiner Leistungskraft. Deswegen gehören zum Yoga auch Übungen, die das Herz und den Kreislauf trainieren und Sie ein wenig ins Schwitzen bringen können.

DIE ATEMWEGE

Das Wort Atem hat seinen Ursprung im Sanskrit-Wort »Atma«, was so viel wie Seele bedeutet. Interessanterweise sagt der Volksmund bei starkem Husten: »Der hustet sich die Seele aus dem Leib«. Wenn wir es uns bewusst machen, wird diese Verknüpfung des »Lebenshauchs« Atem mit psychologischen Prozessen in vielen Beispielen deutlich: Vor Schreck stockt uns der Atem; bei

Angst wird uns die Brust eng, und wir ringen nach Atem; bei Freude wird die Brust weit und der Atem tief; bei Erleichterung seufzen wir mit einem tiefen Ein- und Ausatmen. Nicht zufällig haben chronische Atemprobleme ihre Ursachen sehr häufig in lange währenden psychischen Anspannungen. Atemübungen nehmen im Yoga einen wichtigen Platz ein, denn ruhiger, tiefer Atem schafft eine gelassene innere Haltung, die Fähigkeit, sich nicht von seinen Gefühlen und Stimmungen beherrschen zu lassen, und öffnet uns nicht zuletzt für mehr Freude und Genuss am Leben.

Yoga für das Verdauungs- und Nervensystem

Unsere Verdauungsorgane haben die Aufgabe, die Nahrung, die wir zu uns nehmen, so aufzubereiten, dass unser Organismus sie verwerten kann. Ein schier unglaubliches Wunderwerk ist rund um die Uhr damit beschäftigt, den reibungslosen Ablauf dieses Prozesses zu garantieren. In jeder Sekunde laufen etwa zehn hoch dreißig – das ist eine Eins mit 30 Nullen – chemische Operationen in unseren etwa 70 Billionen Körperzellen ab (diese Zahl ist 15 000-mal größer als die Anzahl von Menschen, die auf der Erde leben). Jeden Tag sterben 600 Milliarden Zellen ab, und die gleiche Zahl entsteht neu. Alle fünf Tage bildet sich eine komplett neue Darmschleimhaut, um nur ein Beispiel zu nennen.

Dieser Darm ist auch unser wichtigstes Immunorgan und die Stelle, an der die lebensspendenden Vitalstoffe in den weiterverarbeitenden Organismus eintreten. Ein großes Problem im zunehmenden Alter ist die Erschlaffung des Darmes. Er ist überfüllt, und seine Peristaltik hat sich zurückgebildet. Mit Ultraschallaufnahmen lässt sich dies eindrucksvoll belegen. Viele Yoga-Übungen massieren die Bauchorgane, damit auch den Darm, und erhöhen die Durchblutung, zum Beispiel durch die so genannten Umkehrstellungen, die Sie in diesem Buch auch kennen lernen werden (→ Seite 106). Darüber hinaus gibt es spezielle Übungen für eine gesunde Funktion von Leber und Galle, Milz und Bauchspeicheldrüse, Nieren und Blase sowie des Magens.

Hinweis

Wenn Sie unter einem der folgenden gesundheitlichen Probleme leiden, sollten Sie den Rat Ihres Arztes einholen, bevor Sie mit Yoga-Übungen beginnen:

- Alle medikamentenpflichtigen Erkrankungen
- Zustand nach Herzinfarkt oder Schlaganfall
- Akute entzündliche Prozesse
- Zustand nach Operationen
- Starke degenerative Erkrankungen der Wirbelsäule oder der Knie- und Hüftgelenke, Bandscheibenprobleme
- Neigung zur Bildung von Blutgerinnseln
- Verstauchungen oder Verzerrungen von Sehnen und Muskeln

Yoga zur Entspannung

Wenn Sie den ganzen Tag über kaum eine richtige Pause machen, intellektuell stark gefordert sind, viel reden und Entscheidungen fällen müssen und abends total übermüdet nach Hause kommen, ist Yoga eine wunderbare Möglichkeit, sich zu entspannen und neue Energie zu tanken. Viel sinnvoller, als sich ermattet aufs Sofa zu legen und nach der Fernbedienung zu greifen, ist es, eine halbe Stunde mit sanften Bewegungen, tiefem Atem und Dehnungen zu üben und am Schluss noch eine Weile still zu sitzen. Mit den Yoga-Übungen treten die ständig um Verpflichtungen und Probleme kreisenden Gedankenflüsse in den Hintergrund, Ihr Geist wird ruhiger und Ihr Kopf klarer. Sie nehmen wieder eine tiefere Verbindung zu Ihrem Körper auf, und Ihre Energien kommen ins Gleichgewicht.

SO HILFT IHNEN YOGA

Auch als absoluter Anfänger und in einem Alter deutlich jenseits der 50 können Sie sofort damit beginnen, Yoga in Ihr Leben zu integrieren, und Sie werden auch sofort davon profitieren.

Yoga ist eine Antwort auf unterschiedlichste Bedürfnisse:

- Es ist für jeden machbar. Entgegen landläufiger Meinung bestehen Yoga-Übungen nicht nur aus komplizierten Verrenkungen für besonders gelenkige und athletische Leute. Gerade Menschen mit schweren gesundheitlichen Problemen, die sich schwach fühlen, können großen Gewinn aus dem regelmäßigen Üben ziehen.
- Es ist individuell. Sie können Ihr ganz persönliches Yoga-Programm mit Hilfe dieses Buches zusammenstellen und herausfinden, was Sie wirklich brauchen und was realistisch machbar für Sie ist.
- Es lässt sich in jeden Tagesablauf einplanen. Sie können auf nahezu jeder Ebene anfangen, so weit es Ihre Zeit und Ihre körperliche Verfassung erlauben.
- Und es ist nicht langweilig! Sie müssen nicht jeden Tag ein ewig gleiches Programm durchziehen, sondern können sich vorher immer fragen: Was tut mir heute gut, worauf habe ich heute Lust?

DAS ZIEL DES YOGA-ÜBENS

Es gibt kein Leistungsziel beim Yoga, und somit auch keinen Leistungsdruck. Auch wenn Sie eine bestimmte Motivation mit dem Üben verbinden, wie etwa den Wunsch, entspannter zu werden oder Ihre Rückenschmerzen zu lindern, so führen die Übungen Sie doch äußerst behutsam dorthin. Es kommt beim Üben einzig und allein darauf an, dass Sie eine Verbindung zu Ihrem Körper bekommen und lernen, mehr auf ihn zu hören und zu verstehen, was er gerade braucht. Dann werden Sie immer schnellere und bessere Resultate erzielen, auch wenn Sie nur relativ kurze Zeit pro Tag üben.

KONZENTRATION AUF DAS ICH

Das Wichtigste von allem ist vielleicht: Yoga ist keine Gymnastik, die Sie mal schnell zwischen Tür und Angel absolvieren können. Die Wirkung der Übungen hängt sehr davon ab, wie Sie üben. Es geht dabei immer um Konzentration auf das, was Sie tun, um

Achtsamkeit, Körperbewusstsein, darum, in sich hineinzuspüren, was der Körper jetzt gerade braucht, wo er besonders verspannt ist, wo Schmerzen oder Blockaden sitzen, und sie von innen her zu schmelzen. Vorher unbewusste Vorgänge können Ihnen damit immer bewusster werden. Das gilt zunächst für Ihre Übungen, überträgt sich jedoch früher oder später auch auf Ihren Alltag. Das Fazit: Sie werden weniger beeinflussbar und lassen sich nicht mehr so schnell vom Wesentlichen, von dem, was Ihnen wichtig ist, ablenken. Sie erkennen frühzeitig Ihre eigenen Fehlhaltungen und Verspannungen, bevor sie chronisch werden und gesundheitliche Störungen verursachen.

Wichtig: Die innere Einstellung

Es ist von großer Bedeutung, mit welcher Einstellung Sie an die Übungen herangehen. Eine mechanische, mehr lustlose Pflichterfüllung wird Ihnen nicht die gewünschten Resultate bringen. Innere und äußere Beweglichkeit, Freude und Vitalität durch Yoga – das kann nur funktionieren, wenn Sie Spaß beim Üben haben, spielerisch damit umgehen und wenn Ihre Freude daran nicht nachlässt, sondern ständig wächst.

Ihr persönliches Übungs-Programm

Im folgenden Übungsteil finden Sie Übungen sozusagen für alle Lebenslagen.

► Vielleicht sind Sie unsportlich, übergewichtig und untrainiert. Ihre Wirbelsäule ist unflexibel, Ihr Atem geht eher flach und unregelmäßig, und Sie haben verschiedene gesundheitliche Störungen. Sie trauen sich nicht viel zu. Dann wären Sie gut beraten, mit dem Kapitel »Ein Tag im Zeichen des Yoga« (Seite 53) zu beginnen und sich zunächst einmal ein bis zwei Übungen herauszusuchen, die Ihnen nicht schwer fallen.

► Vielleicht sind Sie aber auch ganz gut in Form, haben jedoch im Moment nur wenig Zeit. Dann ist eine hervorragende Möglichkeit, jeden Tag den Sonnengruß (→ Seite 64) zu machen. Er nimmt nur fünf bis zehn Minuten in Anspruch – und die findet jeder, wenn er will, – und dehnt und streckt alle wichtigen Muskeln des Körpers. Und er macht Lust auf mehr!

► Wenn Sie bestimmte gesundheitliche Probleme haben, probieren Sie die entsprechenden Übungen aus den Kapiteln ab Seite 78, und suchen Sie sich eine oder zwei davon aus. Zusammen mit dem Sonnengruß oder dem Fünf-Minuten-Yoga (→ Seite 70) stellen Sie sich daraus Ihr eigenes Programm zusammen.

Wichtig ist, dass Sie lernen, was Ihr Körper braucht, was Sie in Ihrem Leben jetzt weiterbringt. Die individuelle Kombination verschiedener Übungen, die Sie eine Zeitlang beibehalten, dann aber auch wieder verändern können – das ist persönliches Yoga. Um Ihnen das Zusammenstellen Ihres Programms zu erleichtern, haben wir alle Übungen des Buches durchnummeriert. Sie müssen sich jeweils also nur die Nummern der Übungen, die Sie ansprechen, notieren. Mit der entsprechenden Seitenzahl dazu ist Ihre Liste schon komplett und gebrauchsfertig.

► Im Register stehen die Übungen des Buches jeweils unter ihrem Namen.

DABEI BLEIBEN

Wir alle kennen das: Wir fangen mit irgendetwas voller Begeisterung an, und nach einiger Zeit geben wir es wieder auf, wenn der erste Schwung nachlässt. Hier erfahren Sie ein paar Tipps und Tricks, wie Sie diesen »inneren Schweinehund« überlisten können.

Wenn Sie innerlich voller Unlust und Widerstand sind und das Gefühl haben, dass Sie jetzt andere Dinge zu machen hätten als Yoga, entscheiden Sie sich.

MOTIVIEREN SIE SICH SELBST

Überlegen Sie realistisch, ob Sie jetzt zehn oder zwanzig oder wenigstens fünf Minuten Zeit haben oder nicht, vor allem in Anbetracht dessen, dass Yoga Ihnen neue Energie geben wird, um die Verpflichtungen anzupacken, die Sie gerade bedrängen.

Üben im Geiste

Setzen Sie sich dann auf einen Stuhl oder auf den Boden, idealerweise auf Ihre Yoga-Decke oder -Matte, und atmen Sie ein paar Mal tief durch. Nun stellen Sie sich vor, dass Sie bestimmte Übungen machen. Hier machen wir uns ein Phänomen zu Nutze, das wir noch ausführlicher besprechen werden: Die Energie geht dahin, wo die Aufmerksamkeit ist! Denken Sie an nichts anderes, nur daran, wie Sie Yoga üben, so konkret und plastisch wie möglich – wie Sie sich dehnen und strecken, wie Sie bestimmte Übungen machen, von denen Sie mittlerweile schon wissen, dass sie Ihnen gut tun, wie Ihr Körper mit Freude die Gelegenheit wahrnimmt, sich von Verspannungen und Blockaden zu befreien. Wann immer dann ein Impuls kommt, etwas auszuprobieren, geben Sie ihm sofort nach.

KEINE LUST ZUM ÜBEN?

Immer, wenn Sie eigentlich keine Lust dazu haben, Yoga-Übungen zu machen, machen Sie einfach nur einen nächsten Schritt, ohne darüber nachzudenken. Der geht immer, und wie heißt es so schön: Der Appetit kommt beim Essen!

- Morgens im Bett einfach eine erste Übung machen, statt sich auf die Seite zu drehen und die verbleibende halbe Stunde zu verdösen …
- Oder eine Jogginghose oder Leggins anziehen und schon mal die Decke oder Yoga-Matte ausbreiten – sich darauf setzen und sich ein bisschen dehnen und strecken – mal eine Übung ausprobieren – und noch eine – und so weiter. Denken Sie nicht darüber nach, dass Sie jetzt zwanzig oder dreißig Minuten üben »müssen«.
- Bestechen Sie sich selbst: Fangen Sie mit einer Übung an, die Sie besonders gerne machen, auch wenn Sie sie üblicherweise erst gegen Ende Ihrer Übungen machen.

Nehmen Sie sich Zeit für sich

Setzen oder legen Sie sich auf Ihre Decke oder Matte, und spüren Sie in Ihren Körper. Gibt es etwas, was er heute besonders gut gebrauchen könnte? Wo sind Sie verspannt? Fangen Sie mit Atemübungen an, indem Sie Ihren Schmelzatem (→ Seite 38) in diese Körperregionen schicken und sie mit besonderer Zuneigung aufladen.

SO MACHT YOGA SPASS

Alles, was man neu beginnt, macht man mit Freude und Begeisterung. Wie Sie gleich von Anfang an alles rund ums Yoga-Üben richtig machen und welche Hilfsmittel Sie benötigen, zeige ich Ihnen im nun folgenden Abschnitt.

Zum Yoga-Üben gehört wie bereits erwähnt eine gewisse Grundstimmung. Mechanisches oder angestrengtes Üben wird Ihnen ebenso wenig nutzen wie ein Üben unter Zeitdruck. Machen Sie also ruhig ein kleines Ritual aus den Vorbereitungen zum Üben, wenn Ihnen das dabei hilft, sich in eine gelöste, aufnahmebereite Stimmung zu versetzen.

Ob Sie übrigens lieber abends oder morgens üben, bleibt im Grunde Ihnen selbst überlassen – man sagt im Allgemeinen, dass Yoga morgens eher anregend, abends eher entspannend wirkt. Dieser Effekt lässt sich auch ganz gezielt durch eine Auswahl entsprechend dynamischer oder ruhiger Übungen erreichen.

VORBEREITUNG UND DURCHFÜHRUNG DER ÜBUNGEN

Bereiten Sie sich innerlich vor. Legen Sie sich, bevor Sie anfangen, alles zurecht, was Sie eventuell brauchen: eine Decke, ein Meditationskissen, Taschentücher, Musik, Kerzen und Streichholz, vielleicht eine Duftlampe oder ein Räucherstäbchen, dieses Buch zum Nachschauen und so weiter.

Achten Sie auf leichte, lockere Kleidung. Sie sollten nirgendwo eingeschnürt oder behindert sein. Sie dürfen weder Gefahr laufen zu frieren, noch sollten Sie schon zu Beginn der Übungen schwitzen.

Üben Sie nicht in unterkühltem Zustand, da sonst Ihre Wirbelsäule, Ihre Bänder und Muskeln Schaden nehmen können.

Trinken Sie, bevor Sie anfangen, ein Glas Wasser oder eine Tasse Tee.

Bei allem, was Sie tun, entscheiden Ihre Sinne mit, wie gut Sie sich fühlen, wie sehr Sie sich entspannen und konzentrieren können. Schaffen Sie sich also ein optimales Umfeld. Mitten zwischen unaufgeräumtem Krimskrams oder eingequetscht zwischen Möbelstücken lässt sich schlecht entspannen. Wenn Sie zu viel Lärm von der Straße oder von Nachbarn belästigt, legen Sie beruhigende, sanfte Musik auf. Auch die Raumtemperatur soll Ihnen angenehm sein, nicht zu heiß und nicht zu kalt.

Lüften Sie den Raum, bevor Sie mit den Übungen beginnen. Vermeiden Sie Zugluft.

ZUM EINSTIMMEN

Bevor Sie mit dem Übungsprogramm beginnen, das Sie sich mithilfe dieses Buches zusammenstellen, sollten Sie sich immer mit der folgenden kleinen Übung darauf einstimmen. Sie verschafft Ihnen die – äußere wie innere – Haltung, die einen optimalen Erfolg verspricht. Diese Vorbereitung, die nur eine Minute dauern muss, ist eine äußerst wirkungsvolle Unterstützung für Ihre Übungen, denn sie regt die Selbstheilungskräfte an und harmonisiert den Energiefluss im Körper.

8 EINSTIEGS-ÜBUNG

1 Stellen Sie sich aufrecht hin, Ihre Beine sind schulterbreit auseinander gestellt, die Knie sind weich entspannt, Ihr Becken ist leicht nach vorne gekippt, um ein Hohlkreuz zu vermeiden. Verteilen Sie das Gewicht möglichst gleichmäßig auf beide Beine.

2 Beim nächsten Ausatmen lenken Sie nun Ihre Aufmerksamkeit auf Ihre Füße. Stellen Sie sich vor, dass aus Ihren Füßen heraus lange Wurzeln in die Erde wachsen. Atmen Sie ein paar Mal langsam und tief durch die Nase ein und aus mit voller Konzentration auf Ihre »verwurzelten« Füße.

3 Lenken Sie nun Ihren Atem in Ihre Mitte, die Region hinter Ihrem Bauchnabel. Atmen Sie mehrere Male entspannt in diese Mitte hinein.

4 Lockern Sie bewusst die Muskeln Ihres Gesichts. Nehmen Sie eine entspannte, gelassene Haltung des inneren Lächelns ein. Lassen Sie sich mit diesem wohligen Gefühl ganz auffüllen.

Merkzettel zum richtigen Üben

Diese Hinweise gelten für alle Übungen. Lesen Sie sich die folgenden Zeilen gründlich durch. Es kann auch nicht schaden, später von Zeit zu Zeit zu ihnen zurückzublättern.

Wann üben? Üben Sie nie mit vollem Magen. Die besten Zeiten sind morgens vor dem Frühstück, abends vor dem Abendessen oder mindestens zwei Stunden danach vor dem Schlafengehen.

Ungestört sein Sprechen Sie, wenn nötig, mit Ihrem Partner, Ihrer Partnerin, Ihren Mitbewohnern, und bitten Sie um eine tägliche kurze »Auszeit«, in der Sie üben können, ohne unterbrochen zu werden. Noch schöner wäre natürlich, wenn Sie sie davon überzeugen, mit Ihnen gemeinsam Yoga zu machen!

Einstimmen Lüften Sie den Raum durch. Räumen Sie den Platz, an dem Sie üben, auf, und schaffen Sie Atmosphäre.

Die Auswahl Fangen Sie mit leichten Übungen an, die Ihnen Spaß machen, und steigern Sie langsam den Schwierigkeitsgrad. Wenn eine Übung für beide Körperseiten gedacht ist, spüren Sie vermutlich, dass Ihnen eine Seite mehr Schwierigkeiten bereitet als die andere. Üben Sie dann eine Weile nur mit der »Problemseite«.

Keine Hektik! Machen Sie die Übungen langsam, und halten Sie die Stellungen über eine Zeitlang ein. Achten Sie darauf, was Sie empfinden. Es geht eher darum, sich zu beobachten und zu fühlen, als sich anzutreiben. Gehen Sie immer nur bis zur Grenze dessen, was Ihnen ohne große Anstrengung und Schmerzen möglich ist, nie darüber. Auf diese Weise wird sich Ihre Steifheit und noch mangelnde Gelenkigkeit von selbst auflösen. Ihre körperliche und mentale Ausdauer wird gefördert, und Sie erweitern Ihre Fähigkeiten nach und nach, ohne sich zu überanstrengen oder gar zu gefährden.

Pausen Machen Sie zwischen allen Übungen eine kleine Pause von mindestens einer halben Minute. Das ermöglicht der frei gewordenen Energie, durch den ganzen Körper zu fließen.

Die richtige Haltung erspüren

Auch während Ihrer gesamten Übungsfolge gilt: Machen Sie die Übungen so behutsam, einfühlsam und achtsam wie möglich. Spüren Sie dabei immer in Ihren Körper hinein, und zwingen Sie sich zu keiner Haltung. Wippen Sie nicht, um eine Haltung oder Stellung zu erreichen. Üben Sie, mehr in Haltungen hineinzusinken, als sie zu forcieren. Das fällt vielen ungeduldigeren Menschen anfangs nicht leicht. Auch das »Nachspüren« der Wirkung wird Ihnen jetzt vielleicht noch etwas seltsam anmuten. Wenn Sie sich auf das Yoga einlassen, werden Sie jedoch schnell merken, wie wohltuend es wirkt, und es wird Ihnen ganz natürlich vorkommen.

Der Abschluss

Auch wenn Sie wenig Zeit haben, setzen Sie sich zum Abschluss immer wenigstens ein bis zwei Minuten ruhig auf Ihre Decke, wenn möglich in den losen Schneidersitz mit aufrechtem Rücken (→ Seite 46). Tun Sie nichts, beobachten Sie nur Ihren Atem, und spüren Sie in Ihrem Körper den Wirkungen Ihrer Übungen nach. Wenn möglich, schließen Sie jedoch eine Meditationsübung an. Sie werden ab Seite 45 geeignete Übung kennen lernen.
Räumen Sie Ihren Platz wieder auf, und lüften Sie noch einmal kurz durch, falls Sie innerhalb eines geschlossenen Raumes geübt haben.

Hilfsmittel zur Unterstützung

Um von Anfang an optimal von den Yoga-Übungen zu profitieren, gibt es eine Reihe von Hilfsmitteln, die Ihnen erlauben, über die gewohnten Grenzen hinaus zu gehen, ohne den Körper in eine ungewohnte Hal-

Wie lange soll ich üben?

Im Yoga werden manchmal Übungszeiten genannt, die uns auf den ersten Blick befremdlich vorkommen. Sie basieren jedoch auf langen und gesicherten Erfahrungen. Probieren Sie es einfach aus.

► **Für Meditationen wird empfohlen:**

11 Minuten – Optimale Wirkung auf Drüsen und Nervensystem
31 Minuten – Harmonisierung der Chakren und der Gedankenwelt
62 Minuten – Beruhigung des Geistes, Verbindung mit dem Unbewussten

► **Für alle Übungen gilt:**

40 Tage – Alte Gewohnheiten können losgelassen werden
90 Tage – Eine neue Gewohnheit setzt sich fest
120 Tage – Eine neue Gewohnheit wird zur zweiten Natur
1000 Tage – Eine neue Gewohnheit ist verinnerlicht

tung zu zwingen. Auch wenn Sie sich zu Anfang noch ängstlich oder steif fühlen, ermöglichen Ihnen die Hilfsmittel Zugang zu Stellungen, die Sie sonst noch nicht einnehmen könnten. Die wenigsten dieser Hilfsmittel müssen Sie kaufen, die meisten werden in Ihrem Haushalt vorhanden sein. Es handelt sich im Einzelnen um folgende:

- Augenklappen
- Decken
- Gürtel
- Kissen
- Meditationsbänkchen
- Rutschsichere Matten
- Sandsäckchen mit einem Gewicht von ca. 5 kg
- Seile
- Socken mit Tennisbällen
- Stühle und Hocker
- Türen und Türrahmen sowie Wände

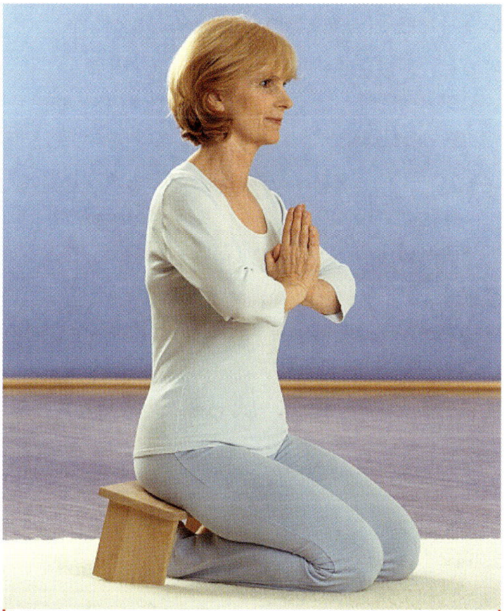

EIN GUTES HILFSMITTEL

Ein Meditationsbänkchen ermöglicht eine entspannte Haltung, auch wenn Sie noch nicht so gut auf dem Boden knien oder sitzen können.

Augenklappen

Immer, wenn Sie Entspannungsübungen machen, lohnt es sich, zusätzlich Augenklappen oder Augenkissen zu verwenden. Der Geist kommt durch die verstärkte Dunkelheit besser zur Ruhe. Die Muskeln rund um die Augen entspannen sich und die unwillkürlichen Augenbewegungen lassen nach. Diese Augenklappen bestehen in der Regel aus dunkelblauem oder schwarzem weichem Stoff. Sie können auch einen schlichten Wollschal nehmen. Oder Sie nähen sich ein Augenkissen, das Sie mit Reiskörnern füllen. Auch ein paar Socken, mit Reis gefüllt und zugenäht, erfüllen diesen Zweck. Ersatzweise tut es ein feuchter Waschlappen, den Sie über die Augen legen.

Decken

Für alle Yoga-Übungen benötigen Sie eine Unterlage. Auf einem Teppich oder Teppichboden genügt eine Decke. Auf Parkett und anderen harten Böden ist eine Isomatte (Sportgeschäft) sinnvoll. Decken aus Wolle, Baumwolle oder Leinen sind auch sehr gute Hilfsmittel bei verschiedenen Sitzhaltungen und Übungen im Liegen, um die Wirbelsäule zu unterstützen. Wenn Sie sich im losen Schneidersitz niederlassen, sollten Sie immer etwas unter Ihre Sitzknochen legen, um eine aufrechte Haltung zu garantieren. Eine mehrfach gefaltete Decke genügt für den Anfang. Auf Dauer ist es jedoch ratsam, ein Meditationsbänkchen oder ein Meditationskissen anzuschaffen (siehe unten). Decken lassen sich auch sehr gut einsetzen, um eine optimale Entspannungshaltung und freien Atemfluss zu ermöglichen, wie die folgende Übung zeigt.

9 GUT GEBETTET

1 Legen Sie sich insgesamt drei Decken zurecht.

2 Legen Sie eine Decke zweifach gefaltet auf den Fußboden. Lassen Sie sich nun so darauf nieder, dass sich die Decke ab Ihrem Kreuzbein aufwärts unter Ihnen befindet. Das Gesäß liegt nicht auf der Decke auf. Kontrollieren Sie Ihre Körpervorderseite. Ihr Kopf sollte mit dem Brustbein und dem Nabel eine gerade Linie bilden.

3 Legen Sie sich eine zusammengerollte Decke unter Ihre Knie.

4 Legen Sie nun auch unter Ihren Kopf eine vierfach gefaltete Decke, so dass Ihre Stirn leicht höher liegt als Ihr Kinn. Sie sollte aber nicht nach hinten fallen.

5 Auf diese Weise sollten Sie sich ganz entspannt und wohl fühlen auf der Unterlage. Bleiben Sie so lange in der Haltung, wie es für Sie angenehm ist.

Chancen ergreifen – Neues erlernen

Im Yoga sagt man: »Der Körper ist der Tempel, in den man den Schatz seines Lebensglücks legen kann«. Wenn wir ihn wertschätzen, pflegen und gesund halten, wird er uns ein langes Leben dienen und Freude bereiten. Auch wenn für Sie bisher zu viele andere Dinge Priorität hatten: Sie können jeden Tag damit beginnen, sich die Weichen für eine positive Zukunft zu stellen. Fangen Sie damit an, Ihren Körper und Ihren Geist zu schulen. Verarbeiten Sie bewusst die Energien und Informationen ihrer Lebenserfahrung. Fördern Sie Flexibilität und Kreativität in Ihrem Leben auf allen Ebenen. Damit erneuern Sie sich ständig selbst und können die zerstörerischen Aspekte des Alterungsprozesses stoppen und sogar umkehren.

UNTERLAGEN FÜR DIE MEDITATION

Kissen können Sie benutzen, um im Meditationssitz Ihre Wirbelsäule zu unterstützen. Wenn Sie sich dabei weit nach vorne setzen, so dass Ihre Sitzknochen am Rand des Kissens aufliegen, kippt Ihr Becken etwas nach vorne, und Ihr Rücken kann sich aufrichten. Das Kissen sollte hart und eher klein sein. Gut geeignet sind spezielle Meditationskissen oder Kissen, die mit Dinkel gefüllt sind.

Manche Menschen sitzen lieber auf einem Meditationsbänkchen. Sie können in entsprechenden Geschäften, die es mittlerweile in jeder größeren Stadt gibt, wie Gesundheitsshops oder entsprechende Asienläden, ausprobieren, womit Sie sich am wohlsten fühlen. Wenn Ihnen Ihre Knie auf dem Bänkchen zu hart aufliegen, können Sie noch ein kleines Kissen oder eine kleine gefaltete Decke unterlegen.

Es gibt auch spezielle Yoga-Matten. Insbesondere, wenn Sie auf Parkettböden, im Garten oder auf Ihrer Terrasse üben wollen, benötigen Sie solch eine rutschsichere und dickere Matte, damit Sie nicht zu hart aufliegen und Ihre Unterlage fest auf dem Boden haftet.

Gürtel

Gürtel können Sie zu Hilfe nehmen, um Ihre Muskeln und Gelenke nicht zu überanstrengen oder um sich bei einer Bewegung sicherer und weniger kippelig zu fühlen. Die folgende Übung Nr. 10 ist eine der effektivsten, um Ihre Schultergelenke beweglich zu halten. Sie können sie prima auch zwischendurch üben, wenn sich Verspannungen ankündigen.

10 GEGEN VERSPANNUNGEN

1 Sie stehen aufrecht, die Füße parallel, die Knie entspannt. In Ihrer rechten Hand halten Sie einen Gürtel.
2 Heben Sie Ihren rechten Arm nach oben über den Kopf, beugen Sie den Ellbogen, und berühren Sie mit der rechten Hand die Stelle zwischen Ihren Schulterblättern. Der Oberarm sollte senkrecht hoch neben Ihrem Kopf sein. Der Gürtel fällt locker nach unten.
3 Bringen Sie den linken Arm hinter Ihren Körper, beugen Sie ebenfalls den Ellbogen und legen Sie die Hand über der Taille auf den Rücken, die Handfläche nach außen. Fassen Sie das andere Ende des Gürtels so weit oben, wie es Ihnen möglich ist.
4 Lassen Sie nun Ihre beiden Hände aufeinander zu arbeiten, so weit, wie es Ihnen ohne Schmerzen möglich ist. Atmen Sie in Ihre Verspannungen hinein. Bleiben Sie mindestens eine halbe Minute lang in dieser Haltung. Dann wechseln Sie die Seite.
► Spüren Sie, welche Seite Ihnen die meisten Schwierigkeiten bereitet? Dann üben Sie eine Weile lang nur auf dieser Seite, bis die Unterschiede verschwinden.

11 DEHNEN MIT DEM GÜRTEL

1 Sie liegen auf dem Boden, die Füße aufgestellt. Ziehen Sie nun Ihr rechtes Knie zur Brust, und legen Sie sich einen weichen Gürtel unter Ihre rechte Fußsohle.
2 Ziehen Sie mit dem Gürtel Ihren Fuß in Richtung Kopf, und strecken Sie das Bein dabei durch. Fassen Sie den Gürtel immer weiter unten an, bis auch Ihre Arme gestreckt sind. Ihr Rücken und Ihre Schultern bleiben auf der Unterlage.
3 Bleiben Sie eine Weile in dieser Haltung, und atmen Sie entspannt ein und aus. Dann wechseln Sie die Seite.
Wirkung ► Dehnt steife Beinmuskeln, ohne den Rücken zu belasten.

Sandsäcke

Sandsäckchen von einem Gewicht bis zu fünf Kilogramm können Sie zur sanften Dehnung Ihrer Muskeln benutzen. Erhältlich sind sie in Sportartikel- oder Yogaläden.

12 DEHNEN MIT DEM SANDSACK

1 Setzen Sie sich auf den Boden. Halten Sie den Rücken aufrecht, die Beine sind aufgestellt.
2 Legen Sie Ihre Fußsohlen zusammen, und klappen Sie Ihre Beine auseinander.
3 Legen Sie nun auf jeden Oberschenkel einen Sandsack. Durch sein Gewicht werden die Schenkel nach unten gezogen und sanft gedehnt.

Seile und Riemen

Wenn Sie irgendwo eine Möglichkeit haben, ein Seil an der Wand so zu befestigen, dass es sicher Ihr Gewicht trägt, können Sie eine weitere Dimension der Beweglichkeit für sich eröffnen. Dazu eignen sich große Haken in der Wand, eine festangeschraubte Sprossenwand, ein Treppengeländer, Stangen in beliebiger Höhe und so weiter. Auch manche Türgriffe eignen sich dafür, Riemen oder Seile an ihnen zu befestigen.

13 SICHER IM GRIFF

1 Befestigen Sie einen breiten Riemen oder einen Gurt sicher an einem Haken, einem Türgriff oder Ähnlichem, so dass er nicht abrutscht und Ihr Gewicht hält. Die losen Enden des Riemens müssen zusammengeknüpft sein.

2 Stellen Sie sich nun in den Riemen hinein, und legen Sie ihn in der Leistengegend um Ihre Beine, dort wo Sie sich in der Hüfte knicken, wenn Sie sich nach vorne beugen.

3 Verlagern Sie das Gewicht nach vorne. Spüren Sie, dass der Riemen Sie hält, bis Sie sich sicher fühlen. Gehen Sie mit den Füßen nach rückwärts in Richtung Wand oder Tür. Lassen Sie sich nach vorne sinken, bis Ihre Hände den Boden berühren. Ihr Körper bildet jetzt ein großes umgekehrtes V. Pressen Sie die Fersen in Richtung Boden.

4 Bleiben Sie in dieser Haltung so lange, wie es Ihnen angenehm ist. Zum Abschluss beugen Sie Ihre Knie und gehen mit den Füßen in Richtung Hände, um sich wieder aufzurichten.

Wenn Ihnen diese Übung zu Beginn noch schwer fällt, können Sie sich mit den Händen statt auf dem Boden auf einem Stuhl oder stabilen Hocker abstützen. Der Stuhl sollte nicht zu leicht verrutschen, sondern sich nur bewegen, wenn Sie ihn aktiv schieben.

Socken mit Tennisbällen

Besorgen Sie sich einen langen Herrensocken und zwei Tennisbälle. Stecken Sie die Bälle in einen der Socken hinein und verknoten Sie die Öffnung. Dieses Hilfsmittel unterstützt Sie ausgezeichnet dabei, Muskelverspannungen zu lösen. Gleich die erste Übung, das »Texas Rodeo«, lockert die Gesäßmuskulatur, wirkt entspannend und kräftigend auf die Hüftgelenke. Mit Übung Nr. 15 lockern wir die Muskulatur entlang der Wirbelsäule.

14 TEXAS RODEO

1 Sie sitzen auf dem Boden, die Beine angezogen. Nehmen Sie nun die Socke mit den beiden Tennisbällen, und schieben Sie sie unter Ihre rechte Gesäßhälfte. Stützen Sie sich mit dem rechten Arm auf dem Boden ab und heben Sie Ihre Beine etwas in die Höhe, so dass Sie auf den Bällen aufliegen.

2 Nun rollen Sie mit Ihrem Gesäß auf den Tennisbällen hin und her. Das kann am Anfang schmerzhaft sein, da die Gesäßmuskeln bei den meisten Menschen recht verspannt sind. Insgesamt sitzt oft viel Spannung in dieser Körperregion. Sie können die Bewegung jedoch dosieren und langsam den Druck steigern. Machen Sie die Übung so lange, wie es Ihnen möglich ist. Dann wechseln Sie die Seite.

15 RÜCKENMASSAGE AUF BÄLLEN

1 Sie liegen auf dem Rücken, die Arme entspannt neben Ihrem Körper. Nehmen Sie die Socke mit den beiden Tennisbällen, und legen Sie sie unter Ihren Rücken in Höhe der Schulterblätter, so dass je einer

der Bälle rechts und links von Ihrer Wirbelsäule liegt. Legen Sie sich mit Ihrem ganzen Gewicht auf die Bälle und rollen Sie darauf mit leichten Bewegungen hin und her.

2 Legen Sie die Bälle nun etwa zehn Zentimeter tiefer und verfahren Sie in gleicher Weise.

So können Sie die Socke mit den Bällen den ganzen Rücken hinab bis ins Kreuz platzieren und mit dem Gewicht Ihres Körpers Druck auf die Muskulatur ausüben.

3 Entfernen Sie die Socke mit den Bällen. Spüren Sie im Liegen noch eine Weile nach, und fühlen Sie die wohltuende Entspannung auf Ihrer gesamten Rückseite.

Mit dieser Rückenmassage erreichen Sie auch alle wichtigen Akupressurpunkte rechts und links der Wirbelsäule.

Türen und Türrahmen

Mit Hilfe von Türen und Türrahmen können Sie Ihre Haltung korrigieren und verbessern, Ihre Wirbelsäule dehnen und Ihre Schultergelenke entspannen. Am besten geeignet sind Türen ohne Kassetten und glatte Türrahmen, in denen Sie mühelos aufrecht stehen können.

16 Strecken entlang der Tür

1 Stellen Sie sich mit dem Rücken so vor eine geöffnete Tür, dass Sie die Türkante entlang Ihrer Wirbelsäule spüren können. Nehmen Sie die Kante zwischen Ihre Füße, so dass die Fersen daran lehnen.

2 Greifen Sie mit Ihren Händen so weit nach oben wie möglich. Strecken Sie sich nach oben, aber bleiben Sie mit beiden Fußsohlen auf der Erde. Ziehen Sie vorsichtig Ihren Bauch in Richtung Rücken ein.

Variante

Sie können die gleiche Übung machen, indem Sie sich in den Rahmen einer Tür stellen. Ihre Füße lehnen mit den Fersen an der unteren Kante. Richten Sie nun Ihre Haltung so aus, dass Sie mit dem gesamten Rücken Fühlung mit dem Türrahmen haben.

Greifen Sie mit den Händen nach oben senkrecht über Ihren Kopf, und halten Sie sich am Rahmen fest.

Wände

Auch an Wänden können Sie ständig Ihre Haltung überprüfen und verbessern, wie schon bei den Türen und Türrahmen beschrieben. Außerdem sind Wände gute Hilfen, um zu Anfang noch bestehende Gleichgewichtsprobleme zu beheben. Bei Übungen wie dem Baum (→ Seite 89) oder der Stellung des Dreiecks (→ Seite 68) ist es Ihnen mit Hilfe einer Wand möglich, die Stellungen und ihre Wirkungen zu erfahren, auch wenn Sie sich vielleicht noch unsicher auf den Beinen fühlen. So können Sie Vertrauen aufbauen für weiteres Üben.

Und noch ein Tipp: Machen Sie sich ein Stück Wand zu Hause frei, und legen Sie sich so oft Sie können auf den Boden davor, die Beine senkrecht an der Wand hoch gelehnt. Sie profitieren hier auf sanfte Weise von allen gesundheitlichen Vorteilen einer Umkehrstellung, wie ich Sie Ihnen ab Seite 106 noch näher erläutern werden.

Schon dieses Hochlegen der Beine an der Wand entlastet unter anderem die Beinvenen. So fließt das Blut ohne Anstrengung zum Herzen zurück und verringert den Druck in den Venen.

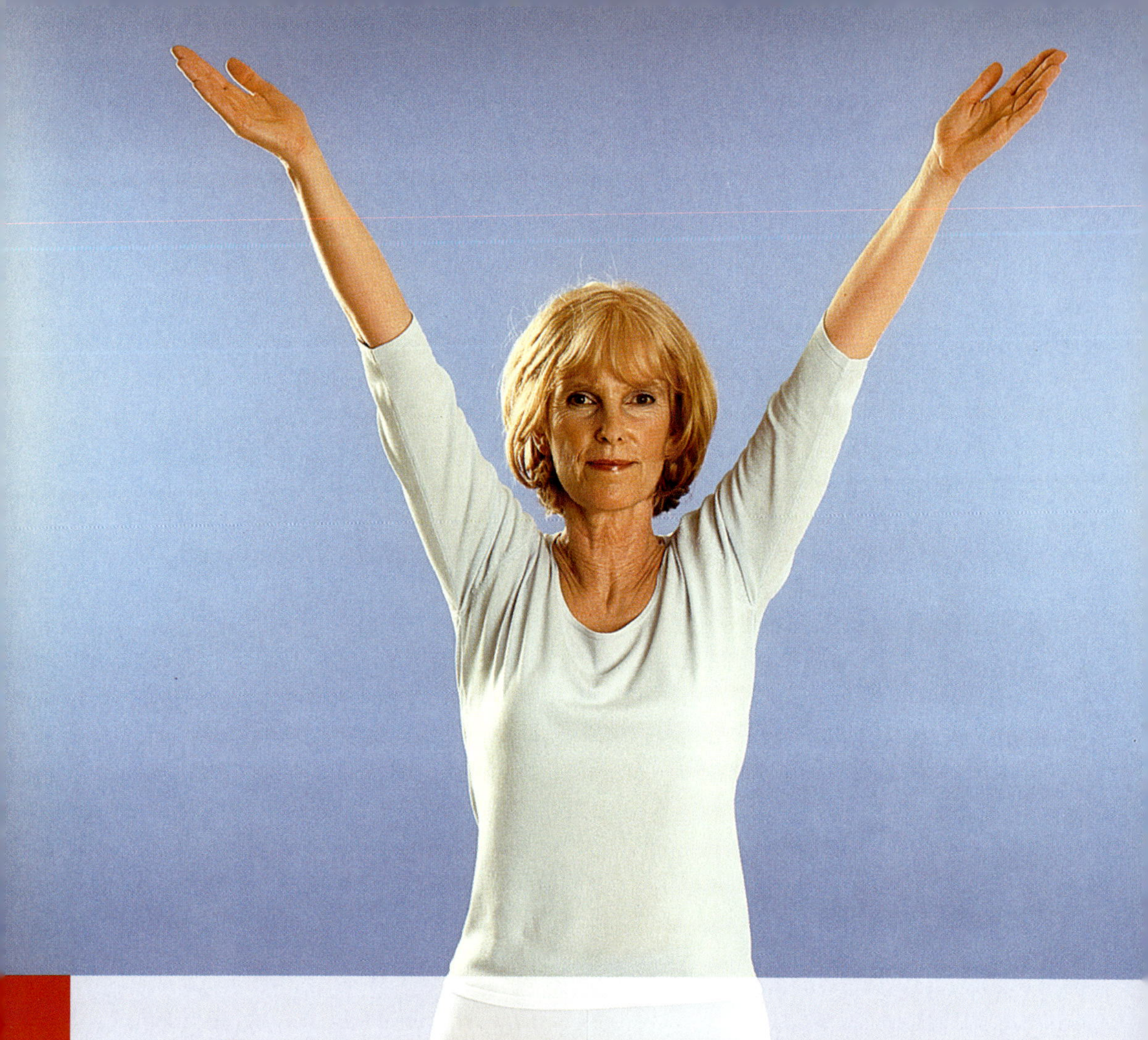

Grundelemente des Yoga

Entspannung, ein natürlicher Atemrhythmus, Konzentration und meditative Übungen gehören zu den Basiselementen im Yoga. Sie entscheiden über Effektivität und Wirkung Ihrer Übungen und sind nicht einfach Beiwerk. Den Grundelementen gebührt volle Aufmerksamkeit, daher sind ihnen spezielle Übungen gewidmet, die ich hier in einem eigenen Kapitel näher beschreiben will.

ATMUNG

Wenn Sie mit dem Yoga beginnen, ist es durchaus sinnvoll, dass Sie sich zunächst einmal vorrangig Ihrem Atemrhythmus widmen, dazu Entspannung üben und dieses Programm mit einigen Übungen kombinieren, die Ihnen helfen, beweglicher zu werden.

Durch die sitzende Lebensweise geht vielen Menschen heute jede Tiefatmung verloren. Dieser Verlust hat jedoch nicht nur körperliche Folgen, wie mangelnde Vitalität und Anfälligkeit für Krankheiten. Auch psychische Probleme sind oft eng mit dem Atemmuster verknüpft. Angst ist zum Beispiel immer auch mit Kurzatmigkeit verbunden. Ein chinesisches Sprichwort sagt: »Mutig wie zehn Löwen ist der mit langem Atem Begabte!«

ZURÜCK ZUM NATÜRLICHEN ATMEN

Mit allen Atemtechniken, auch denen, die in diesem Buch vorgestellt sind, geht es im Grunde immer nur um das Eine: Zum natürlichen Atem zurückzufinden. Gesunde Kinder atmen natürlich, gesunde Tiere atmen natürlich. Warum ist das so wichtig? Ein natürlicher tiefer Atem massiert alle unmittelbar unter dem Zwerchfell liegenden Organe, während es sich im Rhythmus des Ein- und Ausatmens hebt und senkt, aber auch alle Teile des Bauchraums bis hin zur Beckenmuskulatur. Dadurch werden Herz und Kreislauf unterstützt, was vor allem von Menschen mit Herzstörungen als wohltuend empfunden wird. Spannungen im Unterleib werden ebenfalls gelöst. Auch unser Nervensystem können wir durch eine Veränderung der Atmung positiv beeinflussen. Natürliche Atmung, die vor allem vom Atemzentrum im Rückenmark gesteuert wird, optimiert die Sauerstoffzufuhr, wodurch die Durchblutung des gesamten Organismus und die Zellatmung gefördert werden. Dies sind wesentliche Grundlagen für Vitalität und Jugendlichkeit.

Wichtig: Als Faustregel, wenn nicht anders angegeben, gilt bei den Übungen: Beim Strecken, Dehnen, Bewegungen nach oben, bei denen Sie sich aufrichten oder öffnen, atmen Sie ein. Bei Übungen, bei denen Sie sich beugen, zusammenziehen oder nach unten bewegen, atmen Sie aus.

DIE WICHTIGSTEN ATEMÜBUNGEN

Yoga betont besonders die Nasenatmung. Das Einatmen durch die Nase erfüllt verschiedene Funktionen. Die Luft wird durch die feinen Härchen in den Nasengängen von Staub befreit, durch ein salzhaltiges Sekret der Nasenschleimhaut von Bakterien und Viren gereinigt, und durch die feinen Blutgefäße in den Nasenwänden erwärmt. Fallen diese Funktionen durch ständige Mundatmung weg, wird die Lunge stärker belastet und verliert an Widerstandskraft. Ebenso können chronische Entzündungen der Nasennebenhöhlen auftreten.

Mit der folgenden Übung Nr. 17 können Sie die Gesundheit Ihrer Nasengänge unterstützen, da sie die Nasenschleimhaut erwärmt, durchblutet und befeuchtet.

17 DIE NASENMASSAGE

1 Massieren Sie mit Ihren Fingerspitzen die Nase, beginnend am oberen Teil. Massieren Sie mit kleinen kreisenden Bewegungen in beide Richtungen.

2 Danach nehmen Sie sich die Nasenflügel in gleicher Weise vor.

3 Zum Schluss klopfen Sie mit den Kuppen von Zeige- und Mittelfinger die ganze Nase von oben nach unten sowie die Kiefernhöhlen leicht ab.

18 DER SCHMELZATEM

1 Legen Sie sich flach ausgestreckt auf den Rücken. Schließen Sie die Augen. Horchen Sie nun in Ihren Körper, wo Sie Verspannungen verspüren. Lenken Sie Ihre volle Aufmerksamkeit und liebevolle Zuwendung an diese Stelle.

2 Beginnen Sie damit, auch Ihren Atem bewusst in die Verspannung zu senden. Stellen Sie sich dabei vor, wie Sie die Muskelspannung mit Hilfe des Atems auflösen. Unterstützen Sie sich dabei mit inneren Bildern von Weite und Entspannung. Atmen Sie ruhig und gleichmäßig, ohne etwas zu forcieren. Bleiben Sie eine Weile bei dieser Übung, mindestens aber drei Minuten.

19 GEGEN DIE HEKTIK

Die nächsten beiden Übungen fördern den natürlichen Atemrhythmus.

1 Legen Sie sich flach ausgestreckt auf den Rücken. Die Arme liegen locker neben Ihrem Körper. Stellen Sie sich eine Uhr mit Sekundenzeiger so auf, dass Sie ihn gut erkennen können.

2 Atmen Sie nun einfach, ohne Ihren Atem irgendwie zu beeinflussen, ein und aus. Entspannen Sie sich dabei mehr und mehr.

3 Tun Sie das täglich etwa fünf Minuten, bis Sie feststellen, dass Sie nur noch halb so schnell atmen wie zu Beginn.

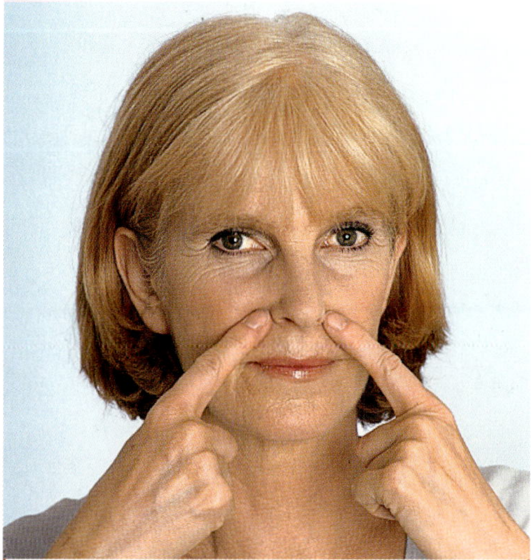

DIE NASENMASSAGE
Die Punkte links und rechts der Nasenflügel sind Akupressurpunkte, die Sie auch bei einer Nebenhöhlenentzündung aktivieren können.

20 DEN TAG BEGRÜSSEN

Die Übung ist besonders gut am Morgen, hilft aber natürlich auch zwischendurch.

1 Stellen Sie sich aufrecht hin, am besten an ein geöffnetes Fenster, durch das frische Luft hereinströmt, oder Sie üben gleich im Freien. Legen Sie Ihre Hände auf den Bauch.

2 Atmen Sie jetzt durch die Nase ein, und füllen Sie vor allem Ihren Bauchraum mit Luft. Dann atmen Sie durch die Nase aus. Dabei ziehen Sie den Bauch so weit ein, als wollten Sie ihn gegen Ihren Rücken drü-

cken. Machen Sie diese Übung dreimal hintereinander.

3 Dann legen Sie Ihre Hände etwas seitlich auf die Rippen. Atmen Sie ein, indem Sie Ihren Brustkorb zur Seite hin ausdehnen. Beim Ausatmen drücken Sie mit den Händen leicht auf Ihre Rippen. Machen Sie auch diese Übung dreimal.

4 Zum Schluss legen Sie die Hände unter das Schlüsselbein. Beim Einatmen in die obere Brustregion spüren Sie, wie Ihre Hände sich mit dem Brustkorb heben. Beim Ausatmen spüren Sie, wie sich Brustkorb und Hände wieder absenken. Machen Sie auch diese Übung dreimal.

21 DIE WECHSELATMUNG

Bei den nächsten beiden Übungen steht die reinigende Wirkung im Vordergrund.

1 Setzen Sie sich aufrecht auf einen Stuhl. Atmen Sie einmal tief ein und aus. Dann halten Sie das linke Nasenloch mit dem Daumen der linken Hand zu und atmen durch das rechte Nasenloch ein. Der Zeigefinger befindet sich dabei über der Nase auf dem Platz zwischen den Augenbrauen. Halten Sie die Luft an, so lange es Ihnen ohne Anstrengung möglich ist.

2 Dann schließen Sie das rechte Nasenloch mit dem Mittelfinger. Das linke Nasenloch machen Sie wieder frei und atmen daraus aus.

3 Atmen Sie wieder ein durch das linke Nasenloch, halten Sie den Atem an, schließen Sie das linke Nasenloch mit dem Daumen, und atmen Sie durch das rechte Nasenloch wieder aus. Machen Sie diese Wechselatmung etwa fünf Minuten lang.

Zur Wirkung dieser Übungen

Mit dem Schmelzatem beeinflussen Sie Ihre inneren Verspannungen und Blockaden und lernen, sie von innen her zu lösen.
Bei Atemübungen wie dem Feueratem (→ Seite 40), bei denen man in schnellem Rhythmus ein- und ausatmet, werden darüber hinaus alle Bauchorgane intensiv massiert, was zu ihrer gesunden Funktion außerordentlich positiv beiträgt.

22 DAS SCHNÜFFELN

1 Halten Sie Ihr rechtes Nasenloch mit dem Daumen der rechten Hand zu. Atmen Sie durch Ihr linkes Nasenloch ein, und zählen Sie bis vier.

2 Dann drücken Sie Ihr linkes Nasenloch mit dem Ring- und dem kleinen Finger der rechten Hand zu, so dass beide Nasenöffnungen verschlossen sind. Halten Sie den Atem an und zählen Sie bis 16.

3 Dann nehmen Sie den Daumen wieder weg und atmen durch das rechte Nasenloch aus. Dabei zählen Sie bis acht.

4 Dann atmen Sie durch dieses rechte Nasenloch wieder ein und zählen bis vier.

5 Anschließend drücken Sie beide Nasenlöcher zu mit den Fingern und zählen bis 16.

6 Zum Schluss öffnen Sie das linke Nasenloch, atmen aus und zählen dabei bis acht.

7 Diesen gesamten Zyklus wiederholen Sie dreimal. Es klingt komplizierter, als es ist, und der Rhythmus wird Ihnen bald in Fleisch und Blut übergehen.

Die nächste Übung können Sie im Sitzen oder Stehen machen. Der Feueratem ist eine schnelle, rhythmische Atemform, bei der nur der Bauch bewegt wird, während die Brust weitgehend ruhig bleibt. Zwerchfell und Bauchmuskulatur arbeiten hier optimal zusammen.

23 DER FEUERATEM

1 Atmen Sie zunächst aus, so dass sich Ihre Lungen vollkommen leeren. Beim Einatmen drücken Sie den Bauch ruckartig nach außen, beim Ausatmen ziehen Sie ihn nach innen. Der Atemrhythmus liegt bei etwa zwei Atemzügen pro Sekunde.

2 Halten Sie den Kopf dabei aufrecht, und ziehen Sie das Kinn leicht ein. Dadurch fließt die Körperenergie besser, weil Nacken und Wirbelsäule eine gerade Linie bilden. Achten Sie darauf, nur durch die Nase zu atmen!

Übung Nr. 24 können Sie beim Autofahren, beim Spazierengehen oder im Liegen machen. Die interessante Übung fördert die Durchblutung der Organe in den Räumen, in denen die Vokale schwingen, vertieft die Atmung, und wirkt entspannend.

24 ATMEN MIT TÖNEN

1 Atmen Sie ein, beim Ausatmen lassen Sie ein volles U ertönen. Konzentrieren Sie sich dabei vor allem auf Ihre Beckenregion, in der Sie das U spüren. Machen Sie die Übung drei- oder neunmal.

2 Danach wechseln Sie beim Ausatmen auf O und spüren in Ihre Bauchregion.

3 Bei dem nächsten Laut, einem A, nehmen Sie die Schwingung in Ihrem Brustraum und der Herzregion wahr.

4 Der E-Laut schwingt in Ihrer Schulter- und Halsregion.

5 Der I-Laut schwingt in Ihrem Kopf.

ENTSPANNUNG

Völlige Entspannung führt uns in einen Zustand vollkommenster Harmonie mit uns selbst und unserem Dasein. Die wirkungsvollsten Übungen kombinieren daher Ruhe mit Atmung und Konzentration.

Entspannende Übungen machen Sie am besten am Ende Ihrer Yoga-Übungsfolge. Denn Entspannung ist nur die eine Seite des Lebens, die andere ist Anspannung. Sie können sich um so besser entspannen, wenn Sie vorher Ihre Muskeln gestreckt, gedehnt und angespannt haben. Die folgenden Übungen können Sie zum Ausprobieren natürlich auch gesondert durchführen! Wir beginnen mit der bekanntesten Übung.

EINE KLASSISCHE ÜBUNG

Trotz ihres abschreckenden Namens ist die Totenhaltung für viele der Inbegriff des Lebens geworden, denn die damit verbundene Entspannungsübung vitalisiert wie keine zweite, und wirkt wie ein echter Jungbrunnen. Langsam werden alle Bereiche des Körpers angesprochen, entspannt und mit neuem Leben erfüllt. Negative Anspannung und Erschöpfung fallen von uns ab. Lassen

Sie sich darauf ein, auch wenn es Ihnen beim Durchlesen mühsam und langwierig vorkommt, eine solche Reise durch den Körper anzutreten.

25 DIE TOTENHALTUNG

1 Sie liegen auf dem Rücken, der Kopf ist gerade, die Hände liegen mit den Handflächen nach oben neben dem Körper. Bringen Sie Ihre Fersen zusammen und lassen Sie die Füße dann locker zur Seite fallen. Ziehen Sie das Kinn ein und strecken Sie damit Ihren Nacken. Achten Sie darauf, dass Ihr Körper von Kopf bis Fuß eine gerade Linie bildet.

2 Schließen Sie die Augen. Konzentrieren Sie sich ganz auf Ihren Atem. Lassen Sie mit jedem Atemzug neue Energie in sich einströmen und geben Sie mit jedem Ausatmen alte, verbrauchte Energie ab. Machen Sie dann eine Reise durch Ihren Körper, und beginnen Sie mit Ihren Zehen.

3 Stellen Sie sich vor, dass Sie frische Energie durch Ihre Zehen einatmen und verbrauchte Energie durch die Zehen ausatmen. Nach und nach machen Sie das Gleiche mit Ihren Fußsohlen, Ihrem Fußrücken, Ihren Fersen, Ihren Waden, Ihren Knien, Ihren Oberschenkeln, Ihrem Gesäß, Ihrer Beckenregion, Ihren Hüften, Ihrem Bauchraum, Ihrem Brustkorb, Ihrer Wirbelsäule, Ihren Flanken, Ihren Schulterblättern, Ihren Fingern, Ihren Händen, Ihren Unterarmen, Ihren Ellbogen, Ihren Oberarmen, Ihren Schultern, Ihrem Nacken, Ihrer Kehle, Ihrem Unterkiefer, Ihrem Kinn, Ihren Lippen, Ihrer Zunge, Ihren Zähnen, Ihren Wangen, Ihrer Nase, Ihren Augen, Ihren Ohren, Ihrer Stirn, Ihrem Kopf, Ihren Haaren.

Üben Sie sich in Gelassenheit

Schon von den Philosophen der griechischen Antike wurde »Gelassenheit« als eine der höchsten Tugenden bewundert.
Yoga bietet einen Weg zu echter Gelassenheit, die nichts mit Bequemlichkeit zu tun hat.
Yoga lehrt Liebe und Wohlwollen und das rechte Loslassen.

- Werfen Sie Dinge ab, die Sie belasten. Fangen Sie damit bei unbefriedigenden Beziehungen an. Lösen Sie sich von Menschen, die Ihnen Schuldgefühle und unangenehme Verpflichtungen aufdrängen wollen. Sie werden sehen, dass diese innere Befreiung angestaute negative Gefühle auflöst. Innerlich ruhiger können Sie alles, was um Sie herum vorgeht, ruhiger und objektiver sehen.
- Lösen Sie sich von unrealistischen Zielen und falschen oder nicht mehr altersgerechten Vorstellungen, die Sie in Wirklichkeit belasten.

26 DIE SCHWEREÜBUNG

1 Legen Sie sich flach auf den Rücken. Ihre Beine sind etwa einen halben Meter nebeneinander ausgebreitet. Legen Sie Ihre Hände mit den Handflächen nebeneinander auf den Unterbauch.

2 Atmen Sie ruhig und tief ein und aus, und spüren Sie Ihrem Atem in der Unterbauch- und Beckenregion nach.

3 Lassen Sie sich mehr und mehr ganz schwer werden, und sinken Sie förmlich in den Boden ein. Bleiben Sie in dieser Haltung so lange, wie Sie möchten, mindestens aber fünf Minuten. Als angenehme Nebenerscheinung können Sie dabei einschlafen.

WEITERE WIRKSAME ENTSPANNUNGSÜBUNGEN

Um Spannungen im Körper aufzulösen, gibt es noch eine Reihe einfacherer Übungen. Die meisten sind kombinierte Bewegungs- und Atemübungen.

27 DIE STELLUNG DES KINDES

Diese Übung ist ähnlich wie das zusammengerollte Blatt (→ Seite 74). Die Stellung vermittelt ein Gefühl der Geborgenheit.

1 Sie sitzen im Fersensitz, die Knie zusammen. Sie legen Ihre Stirn auf den Boden, die Hände legen Sie nach hinten parallel zu Ihrem Körper.

2 Atmen Sie tief und gleichmäßig in Bauch und Rücken ein und aus.

28 DAS EI

Man kann häufig beobachten, wie nervöse Kinder hin und her schaukeln, um sich selbst zu beruhigen. Erleben Sie das Urgefühl des Gewiegtwerdens nach.

1 Sie liegen auf dem Rücken. Atmen Sie ein, stellen Sie Ihre Beine auf, und ziehen Sie sie dann zur Brust, indem Sie Ihre Hände über Ihren Knien falten. Heben Sie dabei gleichzeitig auch Ihren Kopf von der Unterlage in Richtung Knie.

2 Dann wiegen Sie sich leicht nach vorne und nach hinten. Spüren Sie dabei in Ihren Rücken und atmen Sie ruhig und gleichmäßig ein und aus. Machen Sie diese sanfte wiegende Bewegung so lange Sie mögen.

29 ABSCHLUSS-ÜBUNG

1 Legen Sie sich ein bis zwei Minuten auf den Rücken auf eine Decke nahe an einer Wand oder einer geschlossenen Tür. Rutschen Sie nun etwas näher zur Wand heran, und nehmen Sie Ihre Füße nach oben, so dass Ihre Beine schräg an der Wand lehnen, und Sie sich mit den Fersen an der Wand abstützen können. Die Knie sind locker durchgedrückt. Die Fußspitzen fallen auseinander zur Seite. Dehnen Sie Ihren Nacken nach hinten. Ihre Arme liegen locker neben dem Körper.

2 Spüren Sie nun in sich hinein, wie Sie auf dem Boden aufliegen, von ihm getragen

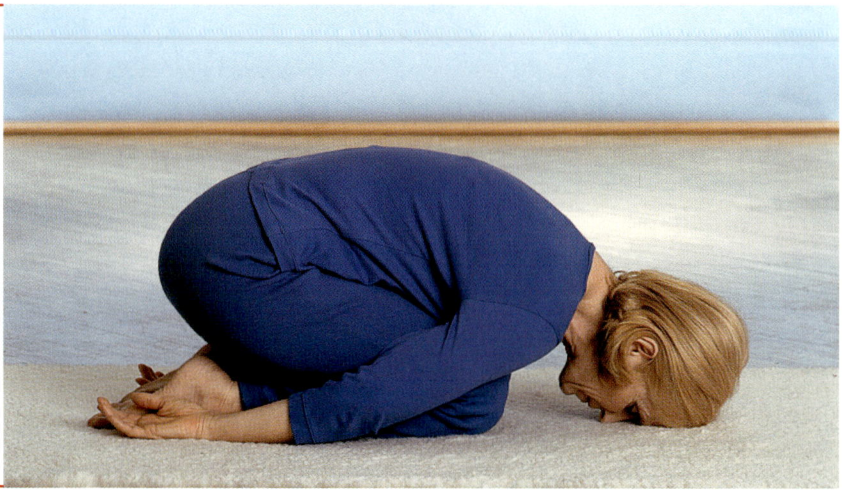

DIE STELLUNG DES KINDES
Das Ausruhen in der Kind-Position verstärkt die Wirkung der vorangegangenen Übungen. Sie berühren mit der Stirn (Drittes Auge) den Boden – das aktiviert die Intuition.

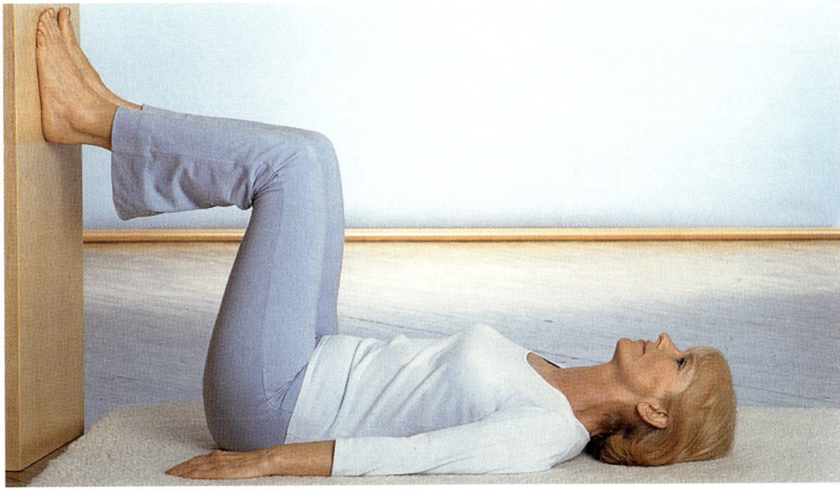

WIEDER ZUR RUHE KOMMEN
Diese Abschluss-Übung eignet sich besonders gut zum Nachspüren der Wirkung Ihrer Übungserfolge. Dehnen und strecken Sie sich ausgiebig, bevor Sie sich wieder aufrichten.

werden. Lassen Sie den Atem kommen und gehen. Bei jedem Ausatmen geben Sie alle Spannungen und Belastungen an die Erde ab und lassen alle Unruhe von sich abfallen.
3 Zum Abschluss der Übung lassen Sie die Füße langsam von der Wand herunter gleiten und stellen sie auf den Boden auf. Rutschen Sie dann behutsam so weit nach hinten, dass Sie mit gerade ausgestreckten Beinen auf dem Boden liegen können, und bleiben Sie so noch ein paar Augenblicke länger liegen.

KONZENTRATION

Konzentration ist einer der Kernaspekte des sinnvollen Yoga-Übens. Manche Leute meinen, dass der Ursprung des Wortes »Yoga« auf ein Gespann hinweist, bildhaft vorstellbar als einen Pferde- oder Ochsenwagen, den ein Lenker zügeln muss. Der Geist ist unser Wagenlenker und muss versuchen, die ausscherenden Gedanken im Zaum zu halten.

Alte Weisheiten ebenso wie neue wissenschaftliche Erkenntnisse weisen uns darauf hin, dass die Energie der Aufmerksamkeit folgt. Dahin, wo ich meine Aufmerksamkeit richte, richtet sich auch ein Kraftfeld, das nach den Gesetzen von Anziehung und Abstoßung mit der Umgebung reagiert. Diese Tatsache machen sich viele asiatische Entspannungs- und auch Kampfsportarten zu Nutze, wie das Tai Chi oder Taekwondo. Die Fähigkeit zur Konzentration spielt hier eine herausragende Rolle. Wenn wir unsere Konzentration schärfen, können wir innerlich ruhig werden. Gefühle und Gedanken treten in den Hintergrund. Wir gehen ganz in der Gegenwart und der Betrachtung des jeweiligen Objekts der Konzentration auf. Letztlich ist jede Yoga-Übung auch eine Konzentrationsübung.

KONZENTRATIONSÜBUNGEN ZUM AUSPROBIEREN

Die folgende Übung Nr. 30 eignet sich gut, um sie in Stress- und Belastungssituationen einzusetzen und Gelassenheit, Ruhe und Konzentration zu bewahren. Mit dieser Übung können Sie sofort beginnen und sie praktizieren, bis Sie Ihnen zur Selbstverständlichkeit geworden ist.

30 TOR ZUR EINSICHT

1 Sobald Sie merken, dass sich in Ihnen in einer bestimmten Situation Stress, Ärger, Spannung, Wut oder ähnliche Gefühle aufbauen, sagen Sie sich innerlich Stopp! Dabei atmen Sie so tief und kraftvoll aus, wie Sie können.

2 Werden Sie sich Ihrer Haltung bewusst, und richten Sie sich innerlich und äußerlich auf, um Ihrer Energie freien Fluss zu gewähren. Achten Sie auf Ihren Atem.

3 Nehmen Sie Ihr Gefühl bewusst wahr, bejahen Sie es und lernen Sie, es zu beobachten statt sich mit ihm zu identifizieren, und es weder unkontrolliert auszuagieren noch zu unterdrücken.

31 KONZENTRATION AUF EIN OBJEKT

1 Setzen Sie sich auf einen Stuhl und achten Sie darauf, dass Ihr Rücken gerade ist. Schließen Sie die Augen und entspannen Sie sich.

2 Dann öffnen Sie die Augen wieder und fassen einen Gegenstand in Ihrer Umgebung ins Auge – eine Blume, eine Kerze, ein Bild oder sonst etwas in dieser Größenordnung. Betrachten Sie das Objekt etwa dreißig Sekunden lang.

3 Dann schließen Sie die Augen wieder und stellen sich das Objekt Ihrer Betrachtung so genau wie möglich vor Ihrem inneren Auge vor – seine Größe, seine Farbe, seine Form, aus welchem Material es gemacht ist usw.

4 Dann öffnen Sie die Augen wieder und vergleichen Ihr inneres Bild mit dem äußeren Gegenstand. Schauen Sie genau hin und wiederholen Sie den Vorgang, insgesamt vier bis fünf Mal. Immer, wenn Ihre Gedanken abschweifen, kehren Sie zu dem Objekt Ihrer Konzentrationsübung zurück.

Momente der Besinnung

Inspiration für Ihre Yoga-Übungen können Sie an den verschiedensten Orten finden. Viele Menschen finden in der Natur Ruhe. Nicht nur, dass der Blick einmal weit schweifen kann, schon das einfache Betrachten der Landschaft, die eigentlich immer schön und harmonisch ist, befreit von innerer Anspannung. Gehen Sie einfach ruhig spazieren, atmen Sie tief ein und aus. Wenn Sie Pflanzen und Tieren Ihre Aufmerksamkeit schenken, nehmen Sie beobachtend am natürlichen Leben teil.

32 DIE WEISSE LEINWAND

1 Setzen Sie sich auf einen Stuhl oder in einen Sessel, und entspannen Sie sich so gut wie möglich. Stellen Sie sich vor, Sie seien eine Katze, die faul in der Sonne liegt, sich genüsslich räkelt und streckt. Wenn jetzt jemand einen Arm oder ein Bein von Ihnen hochheben würde, könnten Sie es schlaff wieder herabfallen lassen.

2 Schließen Sie nun die Augen. Stellen Sie sich im Geiste vor, dass etwa zwei Meter von Ihnen entfernt eine weiße Leinwand aufgespannt ist. Schauen Sie diese Leinwand mit Ihrem inneren Auge an. Immer wenn Bilder darauf erscheinen wollen, wischen Sie sie weg und kehren zur leeren weißen Wand zurück. Üben Sie mindestens fünf Minuten. Ideal auch für zwischendurch, wann immer Sie sich gestresst fühlen.

MEDITATION

Meditation geht über eine Entspannung hinaus. Bei der Meditation bewegt sich etwas in Ihrem Innern. Viele Meditierende berichten darüber, dass sie während ihrer Übung die Lösung für Probleme fanden, nach der sie bislang vergeblich gesucht hatten.

Wenn Sie ein Yoga- und Meditations-Neuling sind und unter psychischen Spannungen und körperlichen Verspannungen leiden, üben Sie am besten erst einmal, sich zu konzentrieren, zu entspannen und den Atemfluss natürlich werden zu lassen, bevor Sie mit Meditationsübungen beginnen. Sie können auch einfach still sitzen und in sich hinein lauschen.

EINIGE HINWEISE FÜR DIE MEDITATIONSPRAXIS

Wichtig ist, dass Sie immer aufrecht mit geradem Rücken sitzen, damit die Energie ungehindert fließen kann. Ihre Sitzunterlage kann aus einem Meditationskissen, einem Bänkchen oder einer gefalteten Decke bestehen. Sie können anfänglich jedoch auch auf einem Stuhl üben. Die Knie sollten stets etwas tiefer als die Hüftgelenke sein.
Entspannen Sie sich immer vor Beginn der Meditation. Entscheiden Sie sich bewusst dafür, in den nächsten Minuten Ihrer Meditation alle Sorgen, Grübeleien und Probleme in den Hintergrund treten zu lassen. Dabei hilft Ihnen, auch Ihr Gesicht bewusst zu entspannen. Lassen Sie den Unterkiefer locker hängen, so dass der Mund zwar noch geschlossen ist, aber die Zahnreihen sich nicht mehr berühren. Spüren Sie in Ihre Augen- und Stirnregion hinein, und lockern Sie auch alle Verspannungen, die Sie dort eventuell spüren.
Geben Sie Ihrem Atem alle Freiheit. Bleiben Sie, so gut Sie es können, Zuschauer dessen, was in Ihnen geschieht.

DIE MEDITATIONSHALTUNG

Die klassische Meditationshaltung ist der vollkommene Lotossitz, der schon einiges an Körperbeherrschung voraussetzt. Es gibt noch eine Reihe anderer Meditationshaltungen. In diesem Buch schlagen wir den losen Schneidersitz vor. Wenn es Ihnen am Anfang schwer fällt, auf dem Boden zu sitzen, beginnen Sie damit, sich mit aufrechtem Rücken auf einen Stuhl zu setzen. Nehmen Sie auf der vorderen Hälfte des Stuhles Platz, so dass Ihr Becken etwas nach vorne gekippt ist. Die Knie sollen unterhalb der Hüftgelenke sein, die Beine und Füße parallel zueinander, die Fußsohlen fest auf dem Boden.

Der lose Schneidersitz

Wenn Sie keine Probleme damit haben, auf dem Boden zu sitzen, beginnen Sie mit dem losen Schneidersitz. Legen Sie sich ein kleines Kissen unter das Steißbein, um die aufrechte Haltung Ihres Rückens zu unterstützen. Setzen Sie sich nun mit gespreizten Beinen auf das Kissen. Beugen Sie das linke Bein, und legen Sie den Fuß gegen den rechten Oberschenkel. Dann beugen Sie das rechte Bein und legen den rechten Fuß gegen das linke Schienbein. Ihre Hände liegen locker mit den Handflächen auf den Knien oder mit den Handflächen nach oben. Sie können Ihre linke Hand auch in den Schoß und die rechte in Ihre linke Handfläche legen. Das wichtigste an dieser Haltung ist das Aufrichten der Wirbelsäule.

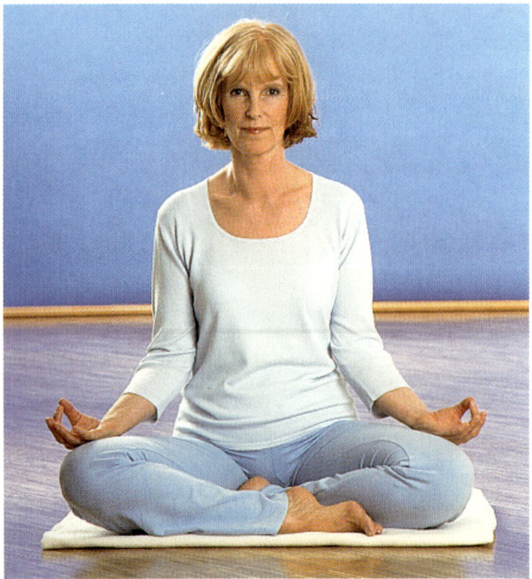

DER LOSE SCHNEIDERSITZ
Auch in dieser vereinfachten Form des Schneidersitzes werden die Wirbelsäule und der Körper aufgerichtet, so dass die Energie besser fließen kann.

33 UM BESSER AUF DEM BODEN SITZEN ZU KÖNNEN

Wenn Sie anfangs noch Probleme damit haben, auf dem Boden zu sitzen, können Sie mit diesen sanften Übungen beginnen. Das hilft Ihnen auch bei der Durchführung Ihrer späteren Yoga-Übungsfolge.

1. Setzen Sie sich auf den Boden, und strecken Sie die Beine gerade vor sich aus. Heben Sie das linke Bein leicht vom Boden ab, und kreisen Sie das Fußgelenk, erst etwa eine Minute lang links herum, dann etwa eine Minute rechts herum. Dann kreisen Sie den anderen Fuß.
2. Biegen Sie nun beide Füße zu Ihrem Rumpf hin, und ziehen Sie die Zehen ganz an sich heran. Dann strecken Sie die Füße von sich weg und machen mit Fußrücken und Zehen eine gerade Linie zu Ihren Beinen. Machen Sie beide Bewegungen auch jeweils etwa eine Minute lang.
3. Nehmen Sie nun Ihren linken Oberschenkel in beide Hände, und heben Sie ihn vom Boden ab. Dann drehen Sie den Unterschenkel in großen Kreisen, erst nach links, dann nach rechts, wieder jeweils etwa eine Minute. Machen Sie danach das Gleiche mit dem rechten Ober- und Unterschenkel.
4. Greifen Sie nun mit der linken Hand nach den Zehen Ihres linken Fußes. Strecken Sie das Bein so gerade, wie Sie können, von sich fort nach oben. Schwingen Sie es dreimal so weit wie möglich nach außen. Dann wechseln Sie auf das rechte Bein und machen die gleiche Übung dreimal.
5. Legen Sie nun Ihre linke Hand auf das linke Knie und Ihre rechte Hand auf Ihre linke Fußsohle. Drehen Sie das linke Knie nun in großen Kreisen, erst links herum,

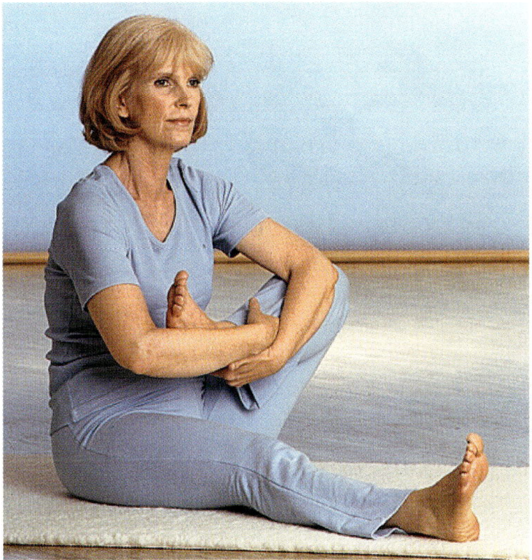

SCHRITT FÜR SCHRITT

Je mehr Sie das Sitzen auf dem Boden verlernt haben, desto mehr werden diese einführenden kleinen Bewegungen Ihre Gelenkigkeit verbessern.

dann rechts herum, jeweils ungefähr eine Minute lang. Wiederholen Sie die Übung mit dem rechten Bein.

6 Legen Sie Ihren linken Fuß in den rechten Ellenbogen. Umfassen Sie den Unterschenkel so, als wollten Sie ihn in Ihren Armen wiegen. Ziehen Sie ihn an Ihre Brust, und schaukeln Sie ihn hin und her, jeweils etwa eine Minute lang. Dann machen Sie dasselbe mit dem rechten Fuß.

MEDITATIONSÜBUNGEN

Beginnen Sie mit Meditationsübungen, die Sie beliebig ausdehnen können. Ich habe zwei Übungen ausgewählt, eine kraftvolle Meditationsübung, die sich auch im Liegen ausführen lässt, und eine mit beruhigender und besänftigender Wirkung.

34 DIE SILBE OM

1 Legen Sie sich auf den Rücken. Stellen Sie nun Ihre Beine auf, und lassen Sie sie dann nach links und rechts zur Seite klappen. Legen Sie die Fußsohlen anschließend so zusammen, dass die Fußsohlen miteinander auf der ganzen Fläche in Kontakt sind.

2 Legen Sie Ihre Hände vor dem Herz aneinander in Gebetshaltung. Atmen Sie ein paar Minuten gleichmäßig ein und aus, und entspannen Sie dabei nach und nach Ihre Beine, Ihre Arme, Rücken, Becken, Bauch und Brustkorb und zum Schluss den Nacken und den Gesichts- und Kopfbereich.

3 Stimmen Sie dann die Silbe OM an. Dieses Wort aus dem indischen Sanskrit bedeutet: So ist es! Fühlen Sie die Vibrationen dieses Wortes, und spüren Sie ihnen in Ihrem Körper nach, verwandeln Sie ihn in einen Resonanzboden für diese Energie. Machen Sie diese Übung mindestens fünf Minuten lang.

Die Wirkung dieser Übung

Indem Sie Ihre Hand- und Fußflächen aneinander legen, schließen Sie den Energiekreislauf in Ihrem Körper, was die Zirkulation intensiviert. Mit dem O-Laut der Silbe OM wird Ihr Beckenbereich und das Wurzel-Chakra aktiviert, mit dem M-Laut wird Ihr Drittes Auge stimuliert. Zusammen mit dem geschlossenen Energiekreislauf durch Ihre Körperhaltung kann Energie verstärkt durch Ihren ganzen Organismus strömen. Konzentrieren Sie sich völlig auf das Geschehen in Ihrem Körper, und machen Sie eine meditative liebevolle Übung daraus.

35 EINTAUCHEN INS LICHT

1. Nehmen Sie eine von Ihnen bevorzugte Meditationshaltung ein. Schließen Sie die Augen. Richten Sie Ihre Aufmerksamkeit für die nächsten Minuten nur auf Ihren Atem. Beobachten Sie, wie Sie beim Einatmen die Luft in Ihre Nase einziehen, wie sie Ihren Bauchbereich, Ihre Rippen und Ihren Brustbereich füllt und wie der Atem wieder aus Ihnen herausströmt. Sie kommen langsam innerlich zur Ruhe.
2. Stellen Sie sich nun vor, dass um Sie herum in ungefähr einem Meter Abstand eine Aura aus Energie existiert. Egal, ob Sie daran glauben oder nicht, stellen Sie sich diese Aura einfach vor.
Sobald Sie eine innere Vorstellung davon haben, beginnen Sie damit, diese eiförmige Energiewolke um Sie herum mit Licht zu füllen. Stellen Sie sich vor, wie sich dieses Ei immer mehr mit Licht auffüllt. Sie können sich ein weißes Licht, ein goldenes Licht, ein weißblaues oder leicht violettes Licht vorstellen. Die Farbe, die Sie am meisten anspricht, ist richtig. Sie können auch bei jeder Übung die Farben wechseln.
3. Lassen Sie dieses Licht dann auch in Ihren Körper hinein und durch ihn hindurch strahlen. Lassen Sie jede Zelle Ihres Organismus davon durchfluten. Mit jedem Atemzug können Sie sich noch weiter mit diesem Licht aufladen.
4. Machen Sie diese Übung so oft und so lange, wie es Ihnen Freude macht. Beenden Sie auch diese Übung mit der Abschluss-Übung.

Fantasiereise »Sonnenuntergang am Meer«

Es gibt zahlreiche Möglichkeiten, mit Hilfe von Farben zu meditieren, zum Beispiel mit dieser kleinen meditativen Fantasiereise.
Stellen Sie sich vor, Sie sitzen auf einer sonnendurchfluteten Terrasse, die einen wunderbaren Blick über das Meer bietet. Sie fühlen sich sehr wohl und entspannt. In Ihrer Hand halten Sie ein kühles köstliches Erfrischungsgetränk, an dem Sie hin und wieder nippen. Sie liegen bequem auf einer Liege und genießen die Aussicht. Es ist ein lauer Sommertag, die Sonne neigt sich bereits zum Horizont und wird bald untergehen. Sie ist zu einer riesigen orangefarbenen Scheibe am Himmel geworden. Langsam gleitet sie tiefer hinunter, sinkt Zentimeter um Zentimeter und berührt schon fast die Wasserlinie. Sie lässt den ganzen Himmel strahlen und brennen. Goldene, aprikosenfarbene und orangefarbene Streifen ziehen sich quer über ihn hin. Sie können sich kaum satt sehen an diesem herrlichen Schauspiel. Die blutrote Scheibe taucht nun ins Meer und setzt mit ihrer Spiegelung auch die Wellen in Brand. Das Wasser glitzert wie tausend Brillanten. Es liegt etwas Erwartungsvolles in der Luft. Einen Moment lang herrscht völlige Stille. Die rote Kugel verschwindet langsam hinter dem Horizont. Das letzte Schimmern verschmilzt in der Weite. Eine sanfte Brise weht vom Meer her. Sie spüren den Wind auf der sonnendurchglühten Haut und empfinden tiefe Dankbarkeit darüber, das Leben von seinen schönsten Seiten genießen zu dürfen.

MUDRAS – YOGA MIT DEN HÄNDEN

Wir alle wissen instinktiv, wie Gefühle wie Trauer, Zorn, Freude oder Gelassenheit mit Gesten und Körperhaltungen ausgedrückt werden können, aber umgekehrt lassen sich durch entsprechende Gesten der körperliche und der Gemütszustand beeinflussen.

Als Mudras bezeichnet man im allgemeinen bestimmte Hand- und Fingerhaltungen, darüber hinaus jedoch auch bestimmte Positionen des gesamten Körpers. Sie stammen unter anderem aus religiösen Handlungen, aber auch aus dem traditionellen indischen Tanztheater. Im Grunde sind Mudras jedoch auf der ganzen Welt zu Hause. Im Christentum beispielsweise ist die Aneinanderlegung der Handflächen vor der Brust als Gebets-Mudra bekannt, auch wenn es nicht so bezeichnet wird. Wir kennen sogar ganz bestimmte Gesten aus unserem Alltag, deren Ursprung kaum noch jemand zu nennen weiß. So drücken wir einem Freund den Daumen, besiegeln einen Vertrag per Handschlag, klatschen in die Hände, um Bewunderung und Beifall zu zollen, zeigen einem rücksichtslosen Autofahrer den Vogel, machen eine Faust, wenn wir zornig sind, und so weiter.

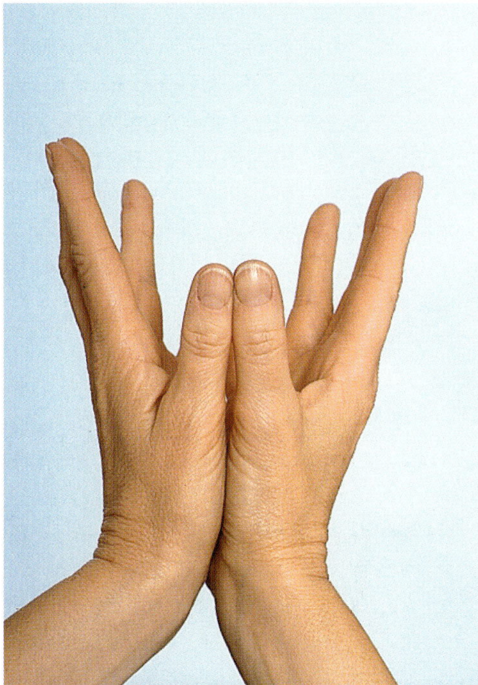

NICHTS IST ZUFÄLLIG IM YOGA
Der Geist und alle Bereiche des Körpers bleiben über die Haltung während einer Übung stets miteinander in Verbindung – und öfter sind auch die Hände beteiligt.

DIE BEZIEHUNG DER HÄNDE ZUM KÖRPER

Vielleicht haben Sie schon von den Fußreflexzonen gehört. Man kann davon ausgehen, dass auch jeder Bereich der Hand eine Reflexzone für den dazugehörigen Teil des Gehirns und des gesamten Körpers bildet. In dieser Weise lassen sich Hände als Spiegelbild für unseren Organismus betrachten. Die Zusammenhänge bestehen auf der groben materiellen Ebene, aber auch auf der Ebene von Energiebahnen und Akupressurpunkten, wie sie beispielsweise aus der chinesischen Medizin bekannt sind.

Spiegel der Beweglichkeit

Man sagt, dass die Beweglichkeit der Hände in Beziehung steht zur Beweglichkeit des ganzen Körpers. Verspannungen in den Schultern etwa zeigen sich in Spannungen an bestimmten Stellen in den Händen. So haben unsere Hände auch einen direkten Bezug zum Nacken. Die Nervenbahnen in diesem Bereich führen durch die Wirbellöcher in den Armen direkt zu den Händen und Fingern. Entsprechend kann man mit Handübungen auch Verspannungen im Nacken auflösen. Einige der Mudras, die ich Ihnen ab Seite 81 vorstelle, lockern Verspannungen, die zu Kopfschmerzen, Verdauungsbeschwerden und sogar Depressionen führen können.

Zusammenhang mit der Atmung

Ein weiterer bekannter Zusammenhang besteht zwischen den Händen und dem Herzen sowie den Lungen. Ältere Menschen können oft ihre Hände gar nicht mehr gerade ausstrecken, was auf Verspannungen im Herzbereich hinweisen kann. Ebenso spiegelt die gekrümmte Haltung der Hand eine unzureichende Beatmung der Lunge wider, insbesondere der Lungenränder. In der Atemtherapie ist bekannt, dass einzelne Finger in direktem Bezug zu bestimmten Bereichen der Lunge gebracht werden können. Daumen und Zeigefinger beeinflussen den Atem im oberen Lungenbereich, der Mittelfinger den mittleren und der Ring- und kleine Finger den unteren Lungenbereich. Indem Sie zum Beispiel die Spitzen Ihrer Mittelfinger aneinanderlegen, können Sie in Ihrem Körper den entsprechenden Atemimpuls selber spüren.

36 Mudra zum Ausprobieren

1. Sie können diese Übung im Sitzen oder Stehen machen. Nehmen Sie Ihre Hände vor Ihre Brust, und spreizen Sie alle Finger so weit wie möglich auseinander.
2. Atmen Sie ein, halten Sie den Atem an, und strecken Sie dabei die Arme waagrecht zur Seite.
3. Atmen Sie aus, und ballen Sie die Hände zu Fäusten.
4. Machen Sie ein paar Atemzüge, dann öffnen Sie die Fäuste und lassen Ihre Arme zur Seite herabsinken. Wiederholen Sie diese Übung dreimal.

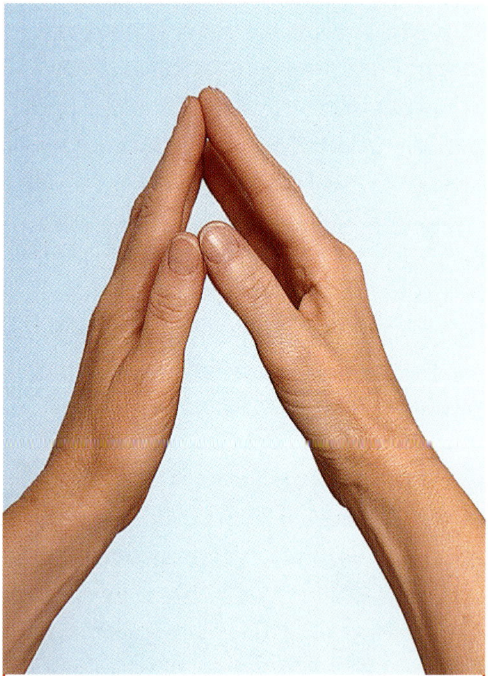

KONZENTRATION UND SAMMLUNG

Diese Mudra bewährt sich vor schwierigen Gesprächen oder in Stress-Situationen. Standpunkte und Prioritäten werden klar.

WIE UND WIE LANGE WERDEN MUDRAS GEÜBT?

Mudras können Sie zu jeder Zeit an jedem Ort und in fast jeder Haltung üben. Wie für alle Übungen gilt auch hier, dass die Wirkung umso besser ist, je mehr sie mit innerer Achtsamkeit und Körperbewusstheit durchgeführt werden. Bei den einzelnen Mudras, die ich Ihnen im Laufe dieses Buches vorstelle, wird immer angegeben, wie lange Sie die Position halten sollen. Eine gute Zeit für Mudras ist morgens vor dem Aufstehen, abends vor dem Einschlafen und wenn Sie im Bus, beim Zahnarzt oder auf einer Behörde warten müssen.

Wählen Sie jeweils höchstens zwei oder drei Mudras für einen bestimmten Zeitraum aus. Je konzentrierter Sie diese Mudras dann eine Zeitlang üben, umso effektiver sind sie. Es gibt Mudras für akute Beschwerden, die sofort wirken. Bei chronischen Erkrankungen stellt sich eine Besserung oft erst nach Wochen oder Monaten ein.

Kombination von Mudras mit Affirmationen

Es hat sich als besonders wirksam erwiesen, mit Visualisierungen oder Affirmationen zu arbeiten, während Sie eine Mudra halten. Das bedeutet, Sie machen sich beispielsweise ein inneres Bild von gesunden, freien Atemwegen, während Sie eine Mudra gegen Atembeschwerden machen. Dazu können Sie auch eine Affirmation wählen, wie zum Beispiel: Meine Atemwege sind gesund und frei! Mein Atem fließt natürlich und voll! Diese Methode lässt sich natürlich beliebig auch auf andere Mudras anwenden.

Mudras und Musik

Suchen Sie sich Musikstücke aus, die beruhigen und entspannen oder heiter und gelassen stimmen. Musik kann Sie dabei unterstützen, während der Mudra-Übung den Geist zur Ruhe zu bringen. Bekannt ist, dass klassische Musik mit Streichinstrumenten dafür sehr geeignet ist.

Die Drei-Finger-Technik

Zum Schluss möchte ich Ihnen noch eine Mudra vorstellen, die sich für verschiedene Zwecke einsetzen lässt. Ihre vorrangige Wirkung ist die Stärkung der Durchsetzungskraft. Mit den drei geschlossenen Fingern geben Sie einem Wunsch, einem Vorhaben oder einem Ziel zusätzliche Kraft. In der Mudra-Lehre stehen Finger für bestimmte Energien: der Daumen für die Marsenergie der Durchschlagskraft, der Zeigefinger für die Jupiterenergie der Freude und des Machtstrebens, der Mittelfinger für die Saturnenergie der Fixierung auf das Wesentliche. Diese drei Energien werden hier gebündelt und auf ein Ziel fokussiert – zum Beispiel darauf, jeden Tag mit Freude und Energie Yoga zu machen. Die Fingerhaltung ist auch aus dem mentalen Training als »Drei-Finger-Technik« bekannt.

- Sie legen in jeder Hand die Kuppen von Daumen, Zeige- und Mittelfinger aneinander.
- Die anderen zwei Finger liegen gekrümmt mit den Kuppen auf der Mitte des Handtellers.

Sie können diese Mudra immer bei Bedarf einsetzen und beliebig lange halten.

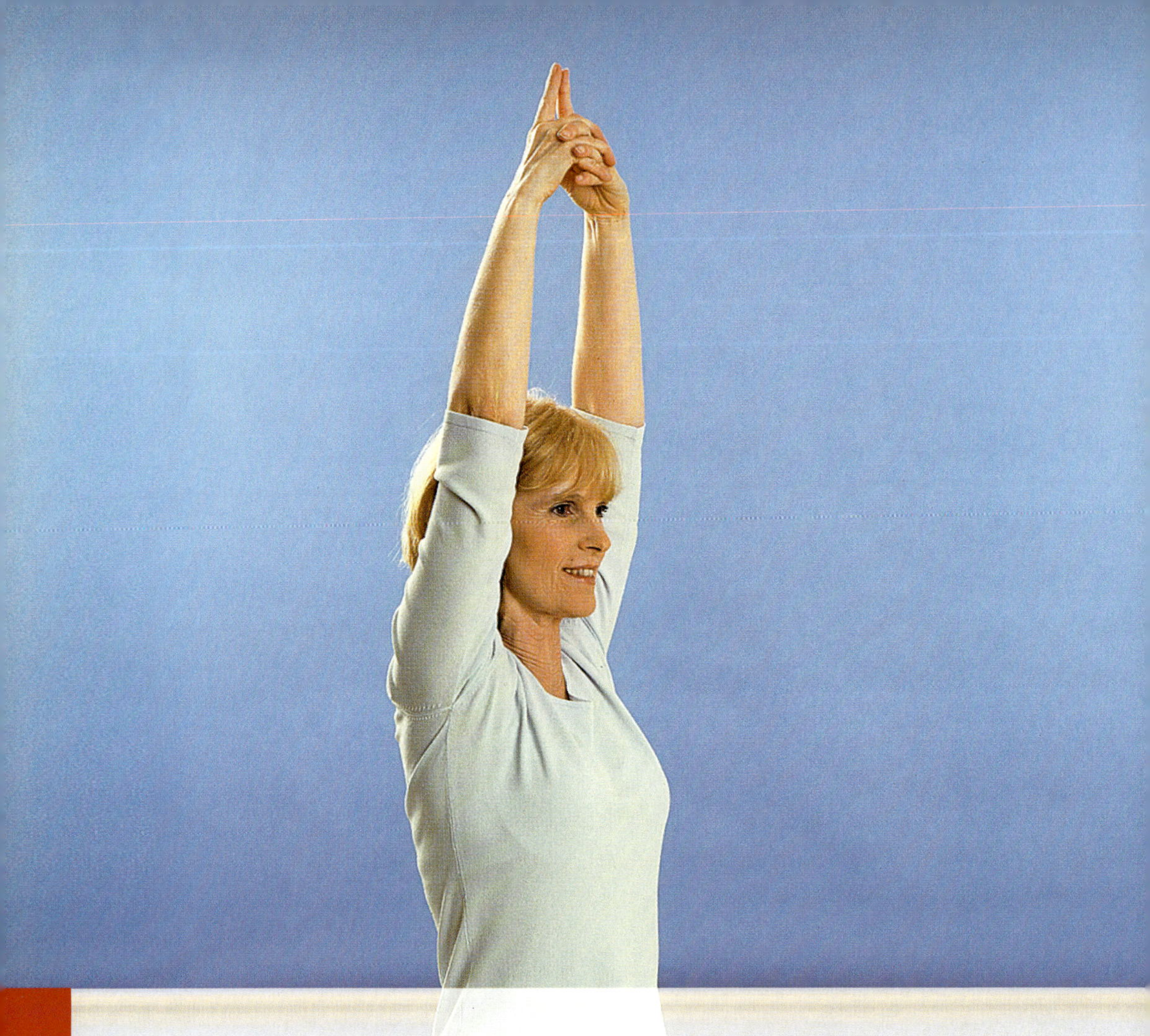

ANFANGEN LEICHT GEMACHT

Wenn manche Menschen Fotos von Yoga-Übenden sehen, denken sie: »Das kann ich nie!« Doch der perfekte Lotossitz, der mühelose Kopfstand sind gar nicht so wichtig. Viel wichtiger ist es, überhaupt mit dem Üben zu beginnen. Und das können Sie sogar mit 80 Jahren noch! Machen Sie sich ungeachtet Ihres körperlichen, geistigen und seelischen Zustands einfach auf den Weg.

EIN TAG IM ZEICHEN DES YOGA

Wenn Sie Yoga in Ihr Leben lassen, werden Sie erleben, welch deutliches Plus an Beweglichkeit, Vitalität und Lebensfreude es bringt. Jeder kann beim Yoga Spaß haben – beginnen wir doch damit, anzuschauen, wie leicht es sich in den Alltag integrieren lässt.

Um Ihnen den Anfang zu erleichtern, zeigen ich Ihnen zunächst sehr einfache Bewegungen. Fast jeder Mann und jede Frau führen im Laufe eines Tages oder einer Woche solche Bewegungen aus – ohne zu wissen, wie Sie daraus einfachste Bewegungen des Yoga machen können. Lassen Sie uns also gemeinsam eine Reise durch einen fiktiven Tag unternehmen – und machen wir einen ganzen Yoga-Tag daraus. Was Sie von den Anregungen übernehmen, bleibt Ihnen überlassen. Mein Tipp: Fangen Sie an, und zwar noch heute!

KREATIV BLEIBEN

Die blühende Fantasie eines Kindes, seine unbändige Freude an der Bewegung und daran, immer Neues und Spannendes zu erfahren, muss mit 50 und darüber hinaus nicht ein für allemal verschüttet sein.
Lernen Sie, diese innere Kraft wieder zu erwecken und erlauben Sie sich, vor jugendlicher Begeisterung und Energie zu sprühen. Das entspricht nicht dem gängigen Bild des älteren Menschen. Aber sicher kennen auch Sie Leute, die auch noch als 70-, 80- oder sogar 90-Jährige voller Vitalität und Humor sind, noch viele Herausforderungen annehmen und ihre Mitmenschen mit ihrer Dynamik und ihrem hellwachen Geist inspirieren und ermutigen.

EINSTIMMEN IN DEN TAG

Schon wenn morgens der Wecker klingelt und Sie sich noch verschlafen die Augen reiben, können Sie mit ein paar Yoga-Übungen loslegen. Achten Sie zunächst einmal bewusst auf das, was Sie denken. Viele Menschen wälzen in den ersten fünf Minuten des Tages ihre absolut schwärzesten Gedanken. Sie denken über ihren Job nach, über ihre Freunde und Freundinnen, sorgen sich über die Weltlage, ihre Gesundheit und Zukunft, zweifeln an ihren eigenen Fähigkeiten und Möglichkeiten, überdenken ihre Partnerschaft und überhaupt ...
Wissenschaftler sagen, dass wir in diesen fünf Minuten am meisten altern. Denn jeder negative Gedanke in uns ruft eine biologische Reaktion hervor. Wenn das so ist, können wir es uns natürlich auch anders herum zunutze machen!
Machen Sie sich also am Morgen, sobald Sie aufwachen, erfreuliche Gedanken. Wenn Ihnen Musik dabei hilft, dann schalten Sie, wenn möglich noch vom Bett aus, eine CD oder einen Sender ein, die Sie mögen. Wenn Sie die feste Absicht haben, Ihre Gedanken bewusst zu Angenehmem zu lenken, werden Sie feststellen, dass das möglich ist, ohne dass Sie eine rosarote Brille aufziehen und sich etwas vormachen müssen.

IN BETT UND BAD

Dann kommt der nächste Schritt. Viele Menschen haben, von anderen Störungen ganz abgesehen, weder die richtige Matratze noch das passende Kopfkissen, um einen optimal regenerierenden Schlaf zu genießen. Deswegen sind ihre Muskeln am Morgen nicht so locker, wie man es erwarten könnte. Noch im Bett können Sie einiges dazu tun, Ihre Muskeln zu entspannen.

37 MIT FRISCHEM KOPF IN DEN TAG

1 Legen Sie sich gerade auf den Rücken. Die Arme liegen entspannt an den Seiten.

2 Jetzt drehen Sie betont langsam den Kopf zur rechten Seite und atmen dabei tief ein.

3 Dann bringen Sie den Kopf in die Ausgangslage zurück und atmen dabei aus.

4 Drehen Sie dann den Kopf nach links, und atmen Sie wieder ein. Dann gehen Sie zurück in die Ausgangslage und atmen aus.

5 Wiederholen Sie diese Übung mehrere Male hintereinander.

Wirkung ► Lockerung der Halsmuskulatur

38 DIE ARME WERDEN LEICHT

1 Sie liegen weiter auf dem Rücken, die Arme seitlich neben dem Körper, die Handflächen nach oben.

2 Atmen Sie nun tief ein, und führen Sie die Arme gestreckt nach oben und hinter Ihren Kopf.

3 Beim Ausatmen heben Sie die Arme wieder gestreckt hoch bis zur Senkrechten über Ihrem Kopf. Dann lassen Sie sie schwer auf das Bett plumpsen. Wiederholen Sie auch diese Übung mehrere Male.

Wirkung ► Lockerung der Muskeln in der Schulterpartie

39 RADELN SIE SICH WACH

1 Schieben Sie nun die Bettdecke zur Seite. Ziehen Sie, wieder im Liegen auf dem Rücken, Ihre Knie in Richtung Bauch, und fahren Sie in der Luft mit den Beinen Rad. Atmen Sie dabei gleichmäßig ein und aus. Machen Sie die Übung ein bis zwei Minuten lang.

Wirkung ► Lockerung der Beinmuskulatur, Stärkung der Bauchmuskeln

RAD FAHREN

Radeln im Liegen – sieht einfach aus. Und doch stärken Sie mit dieser Übung den Körper und beugen den Speckpölsterchen vor. Eine Variante für Fortgeschrittene finden Sie auf Seite 110.

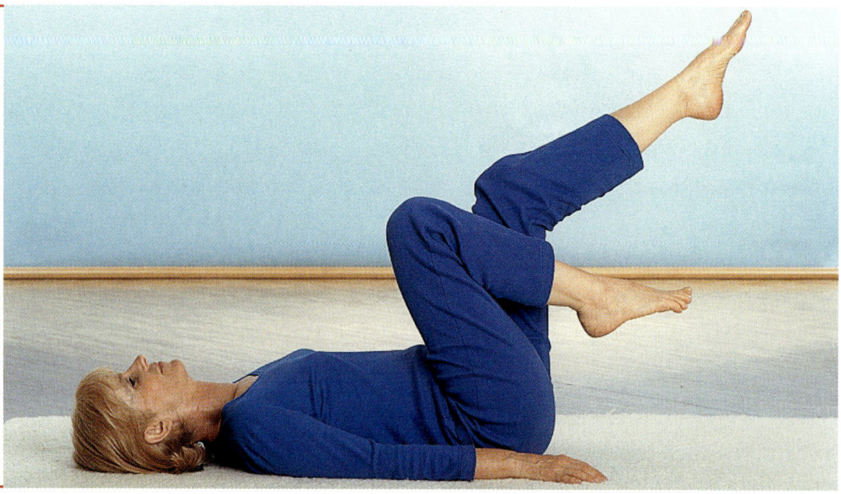

Zum Abschluss legen Sie sich wieder flach auf den Rücken und dehnen und strecken sich nach allen Richtungen. Dann stehen Sie auf. So kann Ihr Yoga-Tag gut beginnen.

40 ENTSPANNT IN DEN MORGEN

1 Sie stehen aufrecht vor dem Waschbecken, mit geschlossenen Füßen, die Hände in die Hüften gestemmt, die Ellbogen weisen nach hinten. Beim Einatmen schieben Sie den Kopf sanft aus den Halswirbeln heraus nach oben, als wollten Sie ein Gewicht zur Decke drücken.

2 Beim Ausatmen beugen Sie sich ganz über das Waschbecken, bis Ihr Rücken parallel zur Decke ist. Bleiben Sie ein paar Atemzüge in dieser Stellung. Spüren Sie in alle Verspannungen hinein und lockern Sie sie mit dem Schmelzatem (→ Seite 38) von innen.

3 Dann richten Sie sich langsam wieder auf, lassen die Arme zur Seite baumeln und schauen in den Spiegel. Was immer Sie dort sehen, schauen Sie freundlich und voller Zuneigung in dieses Gesicht – das sind Sie. Wie jemand einmal sagte, als er sich am Morgen so anschaute: »Ich kenne dich nicht, aber ich wasche dich trotzdem!«

Wirkung ► Lockert die Wirbelsäule, kräftigt Rücken- und Beinmuskulatur, bringt entspannte Freundlichkeit

YOGA BEIM ANZIEHEN

Gerade das Balancieren beim Anziehen gehört zu den täglichen Bewegungen, die bei genauer Betrachtung sehr viel Koordinationsvermögen und Beweglichkeit erfordern. Bauen Sie Ihre vorhandenen Fähigkeiten mit Yoga-Übungen aus!

41 FÜR EINEN FESTEN STAND

1 Bevor Sie in Ihre Kleider schlüpfen, stellen Sie sich einen Moment lang aufrecht hin, die Beine stehen parallel nebeneinander. Beim Einatmen heben Sie das linke Knie hoch zur Brust und halten es mit Ihren Armen fest.

2 Beim Ausatmen ziehen Sie das Knie so stark wie möglich dicht an sich heran. Bleiben Sie ein paar Atemzüge lang in dieser Haltung.

3 Dann stellen Sie das Bein wieder ab und machen die Übung mit der rechten Seite.

Wirkung ► Kräftigt die Beinmuskeln, lockert Knie- und Hüftgelenk, fördert das Gleichgewicht und Standvermögen

RICHTIG SITZEN

Beim Frühstück können Sie gesundes Sitzen üben. Das ist wichtiger, als Sie denken. Wir Menschen im Westen verbringen mehr als ein Drittel unseres Lebens im Sitzen, und zwar auf Stühlen, Sesseln oder Sofas, die selten ergonomisch, das heißt körpergerecht konstruiert sind. Menschen in Entwicklungsländern und Kinder können noch ohne Probleme auf dem Boden sitzen. Wir haben das verlernt und verbringen viele Stunden des Tages mit übereinander geschlagenen Beinen, engen Hosen und einschnürenden Gürteln, krummem Rücken und flacher Atmung. Das hat Auswirkungen auf Herz und Kreislauf. Zum Beispiel wird der Rückfluss des venösen Blutes dadurch gestaut. Die Bewegung des Zwerchfells ist eingeengt, was ernsthafte Folgen für die Zellatmung, den Stoffwechsel, die psychische Verfassung und den frühzeitigen Alte-

rungsprozess haben kann. Gesundes Sitzen kann in seiner Bedeutung also gar nicht genug betont werden.
Entscheidend für gesundes Sitzen ist die Haltung des Beckens. Um Ihre Haltung zu verbessern, können Sie jeden Morgen beim Frühstück Folgendes üben:

42 SITZEN WIE DIE KÖNIGE

1 Setzen Sie sich zunächst ganz vorne an die Kante des Stuhls. Der Stuhl sollte so konstruiert sein, dass Ihre Knie in dieser Haltung etwas unterhalb Ihrer Hüftgelenke sind. Setzen Sie sich nun so hin, dass Sie Ihre Sitzknochen spüren. Das erreichen Sie zum Beispiel dadurch, dass Sie das Gewicht von einer Pobacke auf die andere verlagern oder das Becken nach vorne schieben und nach hinten sinken lassen.
2 Schieben Sie nun Ihre linke Hand mit der Handfläche nach oben so unter Ihr Gesäß, dass die Finger in Richtung Knie zeigen. Setzen Sie sich mit vollem Gewicht auf Ihre Hand, spüren Sie das Sitzbein, und dann ziehen Sie die Hand langsam nach hinten oben unter dem Gesäß hervor, ohne den Po zu heben. Das Gleiche machen Sie dann mit der linken Hand. Ihr Becken sollte nun in der richtigen Weise aufgerichtet sein.
3 Dann pressen Sie Ihre Knie zusammen, so dass Sie die Spannung im ganzen Körper, den Rücken hinauf bis zum Nacken spüren. Dann entspannen Sie sich wieder. Damit lockern Sie Ihre Hüftgelenke.
4 Richten Sie nun Ihre Aufmerksamkeit auf Ihre Füße. Sie sollen gleichmäßig belastet sein und das Gewicht der Beine tragen, die Fußspitzen zeigen nach vorne, nicht nach außen.
5 Stellen Sie sich anschließend vor, dass Ihre Wirbelsäule an einem unsichtbaren Seil an der Decke befestigt ist, so dass ein leichter Zug nach oben entsteht. Sie ist gerade, der Kopf ragt ohne Knick aus den Halswirbeln heraus. Senken Sie Ihre Schultern ab.
6 Dann beobachten Sie Ihren Atem. Lassen Sie ihn natürlich fließen, und atmen Sie so intensiv wie möglich aus. Damit geschieht das Einatmen wie von selbst.
Nach einer kurzen Zeit der Übung kostet Sie diese Art der Aufmerksamkeit für Ihren Körper weniger als eine Minute. Machen Sie diese Minute zum Eröffnungsritual für Ihr Frühstück und dann: Guten Appetit!

YOGA AUF DEM WEG ZUR ARBEIT

Versuchen Sie sich den Weg zur Arbeit so angenehm wie möglich zu gestalten. Wenn Sie mit dem Auto öfters in die Staufalle tappen, halten Sie entspannende Musik-CDs, Sprachkassetten oder Ähnliches bereit.
Die Übung Nr. 43 können Sie machen, wenn Sie zu Fuß unterwegs sind, in der U-Bahn oder im Bus sitzen, oder während Sie die ersten fünf Minuten an Ihrem Arbeitsplatz verbringen. Sie richtet sich direkt auf Ihr Sonnengeflecht, den so genannten Solarplexus in Ihrer Magen- und Oberbauchregion. Dort laufen viele Gefühlswellen zusammen. Sie haben sicher auch schon erfahren, wie sich in Ihrer Magengegend bei Stress, Ärger, Wut oder Enttäuschung alles zusammenzieht. Ein Druck entsteht und auf Dauer auch Schmerzen. Mit gezielten Übungen wie der folgenden können Sie auf dieses empfindliche Zentrum beruhigend und heilend einwirken.

43 STARK IN DEN JOB

1 Atmen Sie langsam und tief durch die Nase ein, und sagen Sie sich dabei in Gedanken die Worte: Ich atme Glück, Gesundheit, Gelassenheit und Liebe ein und bringe Glück, Gesundheit, Gelassenheit und Liebe hinunter zu meinem Solarplexus!

2 Danach atmen Sie aus und stellen sich vor, dass Ihr Solarplexus tatsächlich diese Worte und die damit verbundenen Empfindungen aufnimmt.

3 Wiederholen Sie die Übung fünf Minuten lang. Sie können statt der angegebenen Worte Glück, Gesundheit und so weiter auch andere Begriffe Ihrer Wahl einsetzen.

Wirkung ► Mehr Gelassenheit, gegen Nervosität, Stress und Ärger, erhöhtes körperliches und seelisches Wohlbefinden

YOGA AM ARBEITSPLATZ

Für so manchen ist sein Schreibtisch ein echtes Folterinstrument. Ergonomisch gestaltete Schreibtische sind eine Ausnahme – in der Regel sind nicht einmal Stuhl und Schreibtisch richtig aufeinander abgestimmt.

44 IMMER WEITER

1 Rutschen Sie zur Vorderhälfte Ihres Stuhles vor, auf dem Sie sitzen, so dass die Oberschenkel nicht mehr auf der Sitzfläche ruhen. Die Füße stehen parallel nebeneinander, die Fußflächen fest auf dem Boden.

2 Legen Sie nun Ihre linke Hand auf den linken Oberschenkel, und heben Sie Ihren rechten Arm gestreckt nach rechts oben, etwa bis zur Mitte zwischen der waagerechten Schulterlinie und der senkrechten Kopflinie. Stellen Sie sich vor, Sie wollten ein Buch oben aus einem Regal berühren. Dehnen Sie den Arm aktiv aus der Schulter heraus zur Seite und nach hinten. Ihr Blick folgt der rechten Hand.

3 Bleiben Sie einige Atemzüge lang in dieser Haltung. Dann lassen Sie den Arm langsam hinunter sinken und legen Ihre Hand auf den rechten Oberschenkel.

4 Machen Sie nun die gleiche Übung mit dem linken Arm. Dann legen Sie beide Hände auf die Oberschenkel und spüren mit geschlossenen Augen in Ihren Körper. Entspannen Sie sich.

Wirkung ► Dehnt und streckt die Schulterpartie und den Rücken

Yoga und Stressabbau

Auf den chronischen Stress unseres modernen Alltags reagiert der Körper mit beschleunigtem Herzrhythmus, steigendem Blutdruck, flacherer Atmung, Verengung der Blutgefäße, verringerter Insulinausschüttung, erhöhter Blutzuckerkonzentration, sinkender Immunabwehr usw.

Viele Menschen legen sich nach einem anstrengenden Tag einfach hin und beschäftigen sich mit den Problemen des Tages. Doch solche Gedanken halten eine subtile Muskelspannung aufrecht.

Sich mit Yoga täglich zu dehnen und zu strecken, sich zu entspannen und zu meditieren ist ein großes Geschenk für Ihren Körper, Ihre emotionale Befindlichkeit und Ihren Geist.

Denn schließlich wirkt Entspannung auch gegen mentalen Stress.

45 EIN BISSCHEN KOPFLOSIGKEIT

1. Sie stehen aufrecht, die Beine in Schulterbreite gespreizt. Stemmen Sie Ihre Hände in die Hüften, die Daumen weisen nach vorne, die Ellbogen nach hinten.
2. Beim Einatmen beugen Sie den Rumpf so weit Sie können nach hinten. Die Beine bleiben gestreckt. Lassen Sie den Kopf locker nach hinten fallen. Atmen Sie ein paar Mal ein und aus.
3. Richten Sie sich beim Einatmen wieder auf. Wiederholen Sie die Übung mehrmals.

Wirkung ► Gegen Verspannung der Oberkörpermuskulatur und einfallenden Brustkorb mit flacher Atmung bei zu langem Sitzen; dehnt die Muskeln des Oberkörpers und der Schultern, weitet den Brustkorb
Vorsicht ► Bei Problemen mit der Schilddrüse oder bei Bandscheibenproblemen im Halsbereich

46 ENERGIE UMWANDELN

1. Wenn Sie merken, dass Sie anfangen wütend oder ärgerlich zu werden, halten Sie einen Moment inne. Atmen Sie tief ein und aus. Spüren Sie in Ihren Körper hinein, wo sich das Gefühl der Wut oder des Ärgers bemerkbar macht. Nehmen Sie dieses Körpergefühl als Energie wahr. Lassen Sie den Anlass Ihrer Emotion in den Hintergrund treten, und spüren Sie nur die Kraft in Ihnen.
2. Beschließen Sie, diese Kraft nicht nach außen verpuffen zu lassen, sondern nutzen Sie sie für sich. Atmen Sie tief ein und aus und stellen Sie sich vor, wie dieses Gefühl sich als warmer Strom in Ihrem Körper ausbreitet und Sie energetisch auflädt. Atmen Sie so lange bewusst ein und aus, bis Sie das ursprüngliche destruktive Gefühl ganz in konstruktive Energie umgewandelt haben. Es versteht sich von selbst, wie nützlich das Beherrschen dieser Übung für Ihren beruflichen wie privaten Alltag sein kann.

Schach dem Pessimismus

Viel ist in den letzten Jahrzehnten darüber geforscht worden, wie Gedanken und Gefühle die Prozesse im Körper beeinflussen. Wir alle kennen die Reaktionen: Bei Wut steigt Hitze auf, und die Haut rötet sich. Bei Angst wird man blass. Wie anders, wenn wir glücklich oder gar verliebt sind! Dann sind Körper, Geist und Seele entspannt, und man wirkt »10 Jahre jünger«. Heute weiß man, dass wir Menschen fähig sind, mit Hilfe unseres Gehirns die Biochemie unseres Körpers so zu steuern, dass auch der Alterungsprozess in unserem Sinne positiv beeinflussbar wird. Dieses Elixier wartet nur darauf, von uns wahrgenommen und aktiviert zu werden.

YOGA NACH DER ARBEIT

Wenn Sie Ihre Tagesarbeit beenden und sich in den Feierabend entspannen wollen, ist die folgende Übung ideal, um alle angesammelten Verspannungen abzuschütteln und neue Kraft für den restlichen Tag zu sammeln. Sie werden sehen, dass es Ihnen gelingt, dass Sie nach einiger Zeit merken: Hoppla, ich habe mehr vom Leben.

47 DEN TAG ABSCHÜTTELN

1. Stellen Sie sich aufrecht hin, die Füße schulterbreit auseinander, die Fußspitzen parallel zueinander, die Knie entspannt.

2 Gehen Sie nun ein wenig in die Knie. Dann fangen Sie an, sich aus den Knien heraus zu schütteln. Bewegen Sie sich nur über die Knie auf und nieder, und lassen Sie sich mit Ihrem Körper entspannt mitschütteln. Auch die Arme schwingen im Rhythmus Ihrer Bewegung, ohne dass Sie sie aktiv bewegen. Die Schultern bleiben entspannt. Zählen Sie dabei bis 54, wobei jede Auf- und Niederbewegung als eine Einheit gilt.

3 Dann stehen Sie still und spüren in Ihren Körper. Dehnen und strecken Sie sich nach allen Seiten, und gähnen Sie nach Herzenslust.

4 Dann beugen Sie Ihren Oberkörper nach vorne. Die Arme hängen frei nach unten, ebenso der Kopf, der Nacken ist entspannt. Jetzt schütteln Sie die Schultern langsam, dann immer schneller durch, während die Arme weiter locker nach unten baumeln.

5 Machen Sie das so lange, wie es sich für Sie gut anfühlt. Dann richten Sie sich auf und dehnen und strecken sich erneut nach allen Seiten. Auch Gähnen und lautes Stöhnen beim Ausatmen tut gut.

Wirkung ► Lockerung verspannter Muskeln im Rücken, den Schultern und Armen, entspannend und vitalisierend

48 KLEINE PAUSEN NUTZEN

1 Selbst beim Kochen können Sie Oberschenkel und Bauchmuskeln kräftigen, Gleichgewicht und Standfestigkeit trainieren. Sie stehen aufrecht vor Ihrem Herd, heben beim Einatmen das rechte Bein hoch, das Knie ist gebeugt.

2 Dann setzen Sie das Bein beim Ausatmen wieder ab und wechseln die Seite.

YOGA BEIM BÜGELN

Viele Hausarbeiten bergen die Gefahr von Fehlhaltungen, bieten aber auch die Chance zu aktiven und spielerischen Bewegungen.

Gerade beim Bügeln können Sie wunderbar das entspannte Stehen üben. Um Verspannungen in den Oberschenkeln, Knien und im Gesäß zu vermeiden, sollten Sie, so oft Sie daran denken, diese Form des entspannten Stehens praktizieren. Das geht auch zwischendurch, sinnvollerweise sollten Sie jedoch barfuß oder in Socken üben.

Yoga und Körpergefühl

Natürlich können Sie mit Yoga-Übungen viel Stress und ungutes Körpergefühl, die während eines anstrengenden Tages entstehen, auffangen. Aber einige Faktoren können Sie auch von vornherein beeinflussen und so Ihr Körperbewusstsein bereits während des Tages fördern. Auf diese Weise steigen Sie schneller und entspannter in Ihre Yoga-Übungen ein – und beschleunigen so auch ihre Wirksamkeit.

► Tragen Sie bequeme Kleidung, die die Blutzirkulation nicht behindert. Vermeiden Sie auch zu enge Gürtel.

► Achten Sie auf Ihre Schuhe! Hohe Absätze sind zweifellos schick, aber die Körperhaltung gerät dadurch insgesamt in eine Schieflage. Wirbelsäule und Bauchmuskulatur sind gefordert, um den Körper aufrecht zu halten, und das strengt an und verursacht Verspannungen in Schultern und Nacken.

49 SICH VERWURZELN

1 Sie stehen aufrecht, Ihre Beine sind etwa handbreit auseinander. Ihre Füße stehen parallel zueinander. Ihr Gewicht ruht auf den Fußballen und Zehen.

2 Ihre Knie sind locker, nicht durchgedrückt. Ihr Becken ist sanft nach vorne gekippt, um ein Hohlkreuz zu vermeiden. Die Wirbelsäule ist aufrecht, wächst gleichsam natürlich aus Ihrem Becken heraus. Die Schultern sind abgesenkt. Der Kopf wird wie von einer unsichtbaren Schnur am Scheitel ganz leicht nach oben gezogen.

Yoga ist nur ein Baustein

Auch wenn Yoga weit mehr ist als eine Sportart, so können und sollten Sie dennoch neben Yoga gezielt Sportarten erlernen oder ausüben, die Ihre körperliche Beweglichkeit und Fitness weiter entwickeln. Besonders gut sind in zunehmendem Alter die Ausdauersportarten als Ergänzung geeignet. Beim Schwimmen, Wandern, Tanzen oder Skilanglauf müssen Sie nicht auf den Punkt hohe Leistung erbringen. Alle Ausdauersportarten sind ihrem Wesen nach langsamer und schonender als andere Sportarten wie Boxen, Leichtathletik oder Reiten.
Auch wenn Sie bisher eher unsportlich waren, sollten Sie sich eine Sommer- und eine Wintersportart aussuchen, denn Sie werden sehen, dass Sie durch Yoga beweglicher und leistungsfähiger geworden sind. Andererseits schenkt Ihnen die sportliche Betätigung ein Mehr an Körpererfahrung und Körperbewusstsein, die Ihnen wiederum beim Yoga zugute kommt.

3 Stellen Sie sich nun vor, dass unter Ihren Fußsohlen Wurzeln hinab in den Boden wachsen. Das verleiht Ihnen hohe Standfestigkeit. Verlagern Sie nun das Gewicht Ihres Körpers ein wenig nach vorne, dann nach hinten, nach links und nach rechts. Wiegen Sie sich wie ein Grashalm im Wind. Bleiben Sie jedoch mit den Fußsohlen fest auf dem Boden.

4 Bleiben Sie dann bewusst ein bis zwei Minuten still und »verwurzelt« stehen, beobachten Sie Ihren Atem, und entspannen Sie sich. Stellen Sie sich dabei vor, Sie wären ein Baum, dessen Wurzeln tief hinabreichen. Aus dieser Haltung heraus vermeiden Sie Verspannungen im Rücken-, Nacken-, Schulter- und Kreuzbeinbereich, die sonst beim Bügeln leicht entstehen.

YOGA BEIM FERNSEHEN

Sie können für eine Weile mal eine andere Sitzhaltung ausprobieren, wenn Sie den Abend vor dem Fernseher verbringen.

50 SICH EINFACH ERGEBEN

1 Legen Sie sich eine gefaltete Decke auf den Boden. Setzen Sie sich mit angezogenen Beinen hin. Umfassen Sie die Beine mit den Armen, und legen Sie Ihre Hände jeweils auf den Ellbogen des anderen Arms. Halten Sie den Rücken gerade.

2 Wann immer Sie daran denken, senken Sie beim Ausatmen den Kopf, bis Ihre Stirn Ihre Knie berührt. Bleiben Sie ein paar Atemzüge in dieser Stellung, dann entspannen Sie sich wieder.

Wirkung ► Diese Haltung lockert die Wirbelsäule, die Knie und Ellbogen sowie die Hüften

EINFACHE ÜBUNGEN, UM GELENKIGER ZU WERDEN

Sie finden auf den nächsten zwei Seiten eine Folge von Übungen, mit denen Sie auf jeder Entwicklungsstufe damit beginnen können, Ihren Körper vorsichtig wieder an mehr Flexibilität, Leistungskraft, Standfestigkeit, Koordination und Vitalität zu gewöhnen.

Im vorangegangenen Teil habe ich Ihnen einen Weg gezeigt, Yoga auf spielerische Weise in Ihr Leben zu integrieren. Wenn Sie nun Lust bekommen haben, Yoga noch bewusster zu betreiben, oder wenn Sie sich noch besser auf eine Übungsfolge einrichten wollen und können, dann finden Sie hier eine Zusammenstellung von ausgewählten Übungen. Ich habe hier gezielt solche Yoga-Übungen zusammengestellt, die Ihnen dazu dienen, insgesamt gelenkiger und vitaler zu werden.

Nehmen Sie sich für das Üben Zeit, und machen Sie es zu einem Teil des Tages oder der Woche, auf den Sie sich freuen. Auf Seite 28 finden Sie Tipps zur Gestaltung der Yoga-Stunden.

LOCKER WERDEN – DIE BASIS

»Locker werden? – das habe ich doch gar nicht nötig, ich bin ja kein Mummelgreis!« Wenn Sie das beim Lesen der Überschrift und Einleitung gedacht haben, dann lade ich Sie trotzdem ein, sich eine oder mehrere der nun folgenden Übungen anzueignen und sie eine Woche, nur eine Woche lang, regelmäßig zu machen. Wetten, dass Sie überrascht sein werden, um wie viel Sie sich besser fühlen?

Und dabei ist eine erhöhte Beweglichkeit nur der erste Schritt auf dem Weg zu einer stabilen Vitalität, den Yoga-Übungen für uns alle eröffnen. Es ist ein Weg voller Überraschungen und schöner Erfolge. Doch wer ihn nicht einschlägt, wird diese Erfolge nie feiern können.

Die folgenden fünf Übungen sind optimal geeignet, um den ganzen Körper von Grund auf einmal durchzuarbeiten. Sie können sie in der hier vorgeschlagenen oder Ihrer eigenen Reihenfolge machen. Besonders am Anfang empfehle ich Ihnen, sich jede der Übungen zunächst einzeln zu erarbeiten, bis Sie Ihnen in Fleisch und Blut übergangen ist. Dann können Sie langsam beginnen, Sie zu einer Übungsfolge aneinander zu reihen.

INDIVIDUELLER AUSGANGSPUNKT FÜR DIE DEHNUNG

Die Kunst bei diesen Übungen ist, sich in die Dehnung und Streckung hinein zu entspannen. Sie gehen dabei behutsam bis zur Schmerzgrenze. An dieser Grenze halten Sie sich auf und senden Ihren Atem in die gedehnte oder gestreckte Region hinein. Sie lernen, von innen loszulassen und immer tiefer in die Dehnung und Streckung hineinzusinken. Sie werden feststellen, dass Ihre Muskeln lockerer werden und sich so auch Ihre Bewegungsfreiheit erweitert.

51 AUS DEM BODENPROGRAMM DER BALLETTTÄNZER

1 Sie sitzen aufrecht auf der Erde, das linke Bein schräg nach links vorne ausgestreckt. Das rechte Bein beugen Sie so, dass die Fußsohle am linken Oberschenkel anliegt, möglichst nahe an der Leistenbeuge. Bei den meisten wird das rechte Knie nun noch ein Stück vom Boden entfernt sein.

2 Legen Sie die linke Hand an den rechten Fußrücken und die rechte Hand auf den rechten Oberschenkel. Drücken Sie nun mit der rechten Hand leicht auf Ihren Schenkel in Richtung Boden, dann lassen Sie wieder locker. Ihr Bein bewegt sich dabei leicht auf und nieder. Spüren Sie, wie sich Ihre rechte Hüfte dabei dehnt.

3 Schütteln Sie nun das rechte Bein locker in kleinen Bewegungen durch.

4 Heben Sie das rechte Knie mit beiden Händen hoch und lassen Sie es los, so dass es zum Boden sinkt und etwas nachschwingt.

5 Dann strecken Sie beide Beine nach vorne aus und schütteln sie etwas durch, indem Sie abwechselnd die Knie vom Boden heben und sie wieder zurücksinken lassen.

6 Schwingen Sie auch mit Ihren Fußspitzen auseinander und zusammen und spüren Sie, wie sich Ihre Hüftgelenke entspannen.

7 Danach machen Sie die gleiche Übung mit dem linken Bein. Nachdem Sie die Lockerungsübungen durchgeführt haben, legen Sie sich flach auf den Boden, und spüren Sie in Ihrem Körper nach, wie er sich jetzt anfühlt.

Wirkung ► Lockert Beine und Hüftgelenke

52 BEWEGLICHE HÜFTEN

1 Legen Sie sich auf den Rücken, die Beine sind ausgestreckt. Beugen Sie nun das rechte Bein und ziehen Sie das rechte Knie hoch, indem Sie die Hände über dem Knie verschränken. Ziehen Sie das Knie, so weit Sie können, zur Brust und halten Sie es dort einige Atemzüge lang.

2 Dann legen Sie die linke Hand auf das rechte Schienbein und lassen die rechte Hand am Knie, das Sie nun nach rechts so

LOCKER IN DEN HÜFTEN
Das sanfte, gleichmäßige Dehnen der Beine lockert auch die Muskeln und Sehnen in den Hüften. Hier im Bild Schritt 2, bei dem Sie das Bein behutsam sehr weit nach oben ziehen.

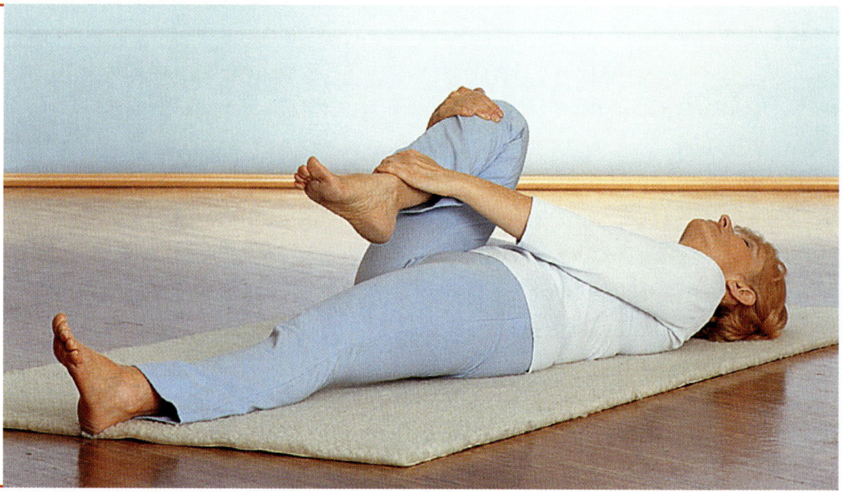

weit es geht zur Achselhöhle hinaufziehen. Nach einigen Atemzügen in dieser Haltung dehnen Sie das rechte Knie zur Brustmitte und zur linken Körperseite hinüber.

3 Danach legen Sie das Bein wieder auf den Boden und spüren nach. Anschließend machen Sie die Übung mit dem linken Bein.

53 DEHNÜBUNG FÜR DIE WIRBELSÄULE

1 Sie liegen auf dem Rücken, die Beine gerade, die Arme entspannt neben dem Körper. Lassen Sie Ihren Atem im natürlichen Rhythmus ein- und ausströmen.

2 Beugen Sie dann beim Ausatmen Ihr rechtes Knie zur Brust, gleichzeitig heben Sie Ihren Kopf vom Boden und neigen ihn in Richtung Knie. Versuchen Sie, Knie und Stirn so nahe wie möglich zusammen zu führen. Gehen Sie jedoch nur bis zur Dehngrenze, nicht bis zur Schmerzgrenze. Die Arme bleiben auf der Unterlage.

3 Beim nächsten Einatmen legen Sie das Bein wieder zurück auf den Boden und lassen auch den Kopf wieder zurücksinken.

4 Danach üben Sie mit dem anderen Bein. Wiederholen Sie die Übung mehrmals.

Wirkung ► Dehnt außerdem den Nacken und die Beinmuskulatur

54 AUFGEWACHT!

1 Sie liegen auf dem Rücken. Nehmen Sie Ihre Beine möglichst weit auseinander, ebenso die Arme, die gestreckt über Ihrem Kopf liegen. Ihre Arme und Ihre Beine wirken, von oben gesehen, nun wie zwei gekreuzte Balken. Lassen Sie Ihren Atem frei strömen. Wenn Ihre Arme noch nicht auf der Unterlage aufliegen, lassen Sie einfach die Schwerkraft wirken. Sie müssen nichts weiter tun.

2 Strecken Sie nun Ihre Füße nach oben, indem Sie Ihre Fersen nach vorne schieben und die Fußspitzen aufrichten. Danach entspannen Sie sich wieder.

3 Anschließend dehnen Sie die Arme aus von Ihrem Körper weg und entspannen sich dann wieder.

4 Danach machen Sie die Übung sozusagen über Kreuz.

5 Entspannen Sie sich, und dann machen Sie die Übung mit dem linken Bein und dem rechten Arm. Wiederholen Sie sie noch zweimal.

Wirkung ► Dehnt die Wirbelsäule und die Muskulatur des ganzen Körpers, aktiviert den Kreislauf, regt den Stoffwechsel an

55 FÜR SCHMALE HÜFTEN

1 Sie knien auf dem Boden und nehmen den Vierfüßlerstand ein. Bewegen Sie nun das rechte Bein nach hinten, bis es gestreckt ist, und ziehen Sie es dann nach oben – so weit Sie können. Heben Sie den Kopf hoch, so dass Sie den Blick in gerader Linie vor sich ausrichten können. Bleiben Sie ein paar Atemzüge lang in dieser Stellung.

2 Dann senken Sie den Kopf nach unten und führen das rechte Knie in Richtung Ihrer Stirn, bis sich beide berühren oder so nahe sind, wie es Ihnen möglich ist.

3 Wiederholen Sie diese Bewegung so oft es Ihnen möglich ist. Dann wiederholen Sie die Übung mit dem linken Bein.

Wirkung ► Dehnt die Wirbelsäule, macht sie elastischer, regt die Durchblutung der Nieren an, stärkt ganz allgemein die Bauch- und Hüftmuskulatur

EINE ÜBUNGSFOLGE FÜR JEDEN TAG

Ich stelle Ihnen nun den Sonnengruß vor. Er beinhaltet eine wertvolle, sehr gut ausbalancierte Abfolge von Bewegungen, bei der Sie alle Muskeln und Sehnen des Körpers dehnen und strecken. Sie führen Ihrem Organismus dabei optimal Sauerstoff zu.

Ganz nebenbei tun Sie mit dem Sonnengruß eine Menge gegen den Alterungsprozess. Anschließend zeige ich Ihnen sieben weitere Übungen, mit denen Sie Ihre Körperarbeit nach dem Sonnengruß beenden. Sie können natürlich auch einzelne Übungen aus dieser Folge herausnehmen und mit anderen Übungen aus dem Buch kombinieren, wenn Sie beispielsweise bestimmte gesundheitliche Probleme haben (→ Seite 78).

MIT DEM SONNENGRUSS DEN TAG BEGINNEN

Wie viele der traditionellen Übungen des Yoga (Asanas) sind auch die großen Übungsfolgen (Karanas) teilweise mehrere hundert, vielleicht sogar tausend Jahre alt. Seit ihrer Entstehung wurden sie immer weiter vervollkommnet.
Zu den wichtigsten Karanas gehört der Sonnengruß, der Ihren Körper komplett durcharbeitet und die Atmung stärkt. Ich zeige Ihnen anschließend außerdem eine Variante im Sitzen.

56 DER SONNENGRUSS

1 Sie stehen aufrecht, die Füße parallel. Ihre Hände sind vor der Brust zur Gebetshaltung aneinander gelegt. Atmen Sie ein paar Mal tief ein und aus.

2 Beim nächsten Einatmen heben Sie die Hände senkrecht über den Kopf und strecken sich in diese Bewegung hinein. Die Fußsohlen bleiben fest auf der Erde.

3 Beim nächsten Ausatmen beugen Sie Ihren Körper vornüber, bis Ihre Hände den Boden berühren. Beugen Sie sich nur so weit nach unten, wie es ohne Anstrengung möglich ist. Atmen Sie einige Male.

4 Mit dem nächsten Einatmen gehen Sie in die Hocke und strecken das rechte Bein

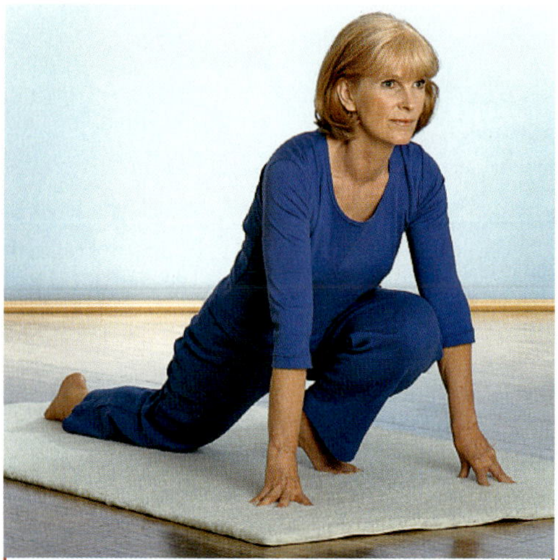

DIE BODENARBEIT BEGINNT
Aus dem Stand gehen Sie in die Hocke und bringen zuerst nur ein Bein nach hinten. Hier im Bild Schritt 4 - dabei den Nacken nicht überstrecken.

gerade nach hinten. Stützen Sie sich dabei mit den Händen ab. Der Kopf ist hoch erhoben und im Nacken gestreckt.

5 Beim Ausatmen strecken Sie auch das linke Bein nach hinten. Das Gesäß geht dabei in die Höhe, Sie bilden ein Dreieck oder einen Katzenbuckel in der Luft.

6 Mit dem Einatmen beugen Sie nun die Arme und die Knie, gleiten mit dem Gesicht dicht über dem Boden nach vorne und richten dort den Oberkörper auf gestreckten Armen auf.

7 Beim Ausatmen richten Sie sich so auf, dass Ihr Gesäß wieder in die Höhe geht, und Sie das Dreieck oder den Katzenbuckel in der Luft bilden.

8 Mit dem Einatmen ziehen Sie wiederum das rechte Bein nach vorne und setzen den Fuß mit der ganzen Sohle zwischen Ihren Armen auf. Der Kopf ist wieder hoch erhoben und im Nacken gestreckt.

9 Beim Ausatmen ziehen Sie den linken Fuß auch nach vorne zum rechten Fuß und richten sich bis zur Taille auf mit gestreckten Beinen. Der Oberkörper ist vornüber gebeugt, Ihre Hände berühren den Boden.

10 Mit dem Einatmen richten Sie sich langsam ganz auf, heben die gefalteten Hände senkrecht über den Kopf und strecken sich in diese Bewegung hinein.

11 Beim Ausatmen lassen Sie die Arme herabsinken bis vor Ihre Brust. Dann trennen sich Ihre Arme und sinken locker an beiden Seiten Ihres Körpers herab.

12 Wiederholen Sie die gesamte Übungsfolge, indem Sie im vierten Schritt statt des rechten das linke Bein nach hinten strecken und entsprechend weiter verfahren.

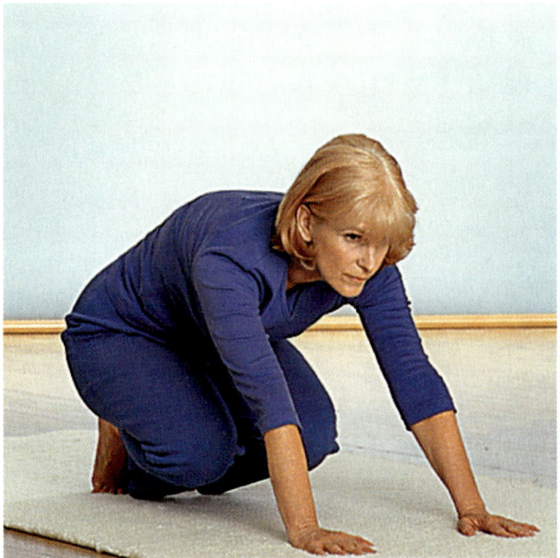

EINTAUCHEN IN DEN TAG

Unterstützen Sie die folgende Schaukelbewegung mit der Vorstellung, dass Sie sich in den Tag hinein entfalten. Hier im Bild der Anfang von Schritt 6.

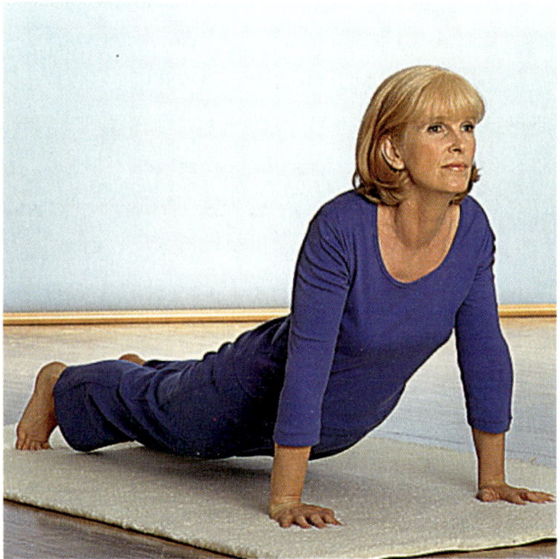

GANZ NACH VORNE GESTRECKT

Das volle Strecken des ganzen Körpers nach vorne und oben tut vor allem am Morgen sehr gut. Hier im Bild Schritt 6 in der gestreckten Endphase.

Variante im Sitzen

Wem der Sonnengruß im Stehen (noch) zu anstrengend ist, der kann ihn einfach im Sitzen machen. Ich wünsche Ihnen, dass Sie sich durch das Üben bald besser fühlen!

57 Der Sonnengruss im Sitzen

Sie können den Sonnengruß auch im Sitzen machen, wenn Ihnen die Übung sonst noch zu schwierig ist. Sie ist in dieser Variante aber auch gut für eine kleine Pause im Büro geeignet.

1 Sie sitzen auf der vorderen Hälfte eines fest stehenden Stuhls. Die Füße stehen flach und parallel zueinander auf dem Boden, die Handflächen sind zur Gebetshaltung vor der Brust aneinander gelegt. Atmen Sie weiter normal durch die Nase ein und aus.

2 Beim Einatmen heben Sie die Arme senkrecht über Ihren Kopf und dehnen sich in diese Haltung hinein.

3 Mit dem Ausatmen beugen Sie sich nach vorne. Strecken Sie die Wirbelsäule, bis Sie mit Ihren Händen den Boden neben Ihren Füßen berühren. Ihr Oberkörper ruht auf den Oberschenkeln, der Nacken bleibt entspannt.

4 Beim Einatmen richten Sie den Körper wieder auf und umgreifen das rechte Knie mit verschränkten Händen. Strecken Sie Ihren Rücken, und beugen Sie sich leicht nach hinten, während Sie mit gestreckten Armen das Knie nach vorne unten ziehen. Atmen Sie weiter ein.

5 Mit dem Ausatmen beugen Sie sich nach vorne und ziehen gleichzeitig das Knie hoch zur Brust. Dann lassen Sie das Bein los und stellen die Füße wieder flach auf den Boden. Während Sie vollständig ausatmen, beugen Sie sich wieder nach vorne und berühren mit Ihren Händen den Boden neben Ihren Füßen. Der Oberkörper ruht wieder auf den Oberschenkeln.

6 Beim Einatmen richten Sie den Oberkörper wieder auf und umgreifen das linke Knie mit verschränkten Händen. Richten Sie die Wirbelsäule gerade auf, und beugen Sie sich leicht nach hinten, während Sie mit gestreckten Armen das Knie nach vorne unten ziehen. Atmen Sie weiter ein.

7 Mit dem Ausatmen ziehen Sie das Knie zur Brust, beugen sich nach vorne und legen die Handflächen auf den Boden.

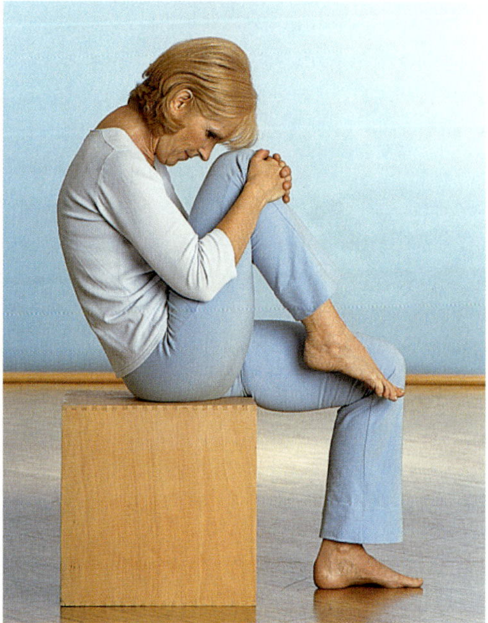

SONNENGRUSS FÜR DEN EINSTIEG

Der Sonnengruß im Sitzen – hier die erste Phase von Schritt 4 – wird gerne genutzt, um die Bewegungsabfolgen kennen zu lernen.

8 Beim Einatmen richten Sie den Oberkörper vollständig auf und heben die Arme senkrecht über den Kopf. Dehnen Sie sich in diese Bewegung hinein.

9 Mit dem Ausatmen legen Sie die Hände wieder zur Gebetshaltung aneinander vor Ihre Brust. Spüren Sie den Empfindungen in Ihrem Körper nach. Atmen Sie dabei normal ein und aus.

Die Wirkung dieser Übung

Mit dieser Übungsfolge erreichen Sie alle wesentlichen Muskeln Ihres Körpers. Die Wirbelsäule wird optimal gestreckt, das Atemvolumen erhöht, der Kreislauf gestärkt und Muskeln, Bänder und Sehnen gedehnt und gestreckt. Durch das intensive Atmen gelangt mehr Sauerstoff ins Blut und in jede Körperzelle. Täglich ausgeführt, werden Ihre Bewegungen immer fließender und ineinander übergehend. Sie können die Übung bis zu zwölfmal hintereinander ausführen, das Minimum ist jedoch zweimal, um eine optimale Balance beider Körperseiten zu gewähren.

DEN KREIS VOLLENDEN

Die nun folgenden sieben Übungen sind Basis-Übungen wie der Sonnengruß. Obwohl sie kürzer sind, wirken sie sehr intensiv und werden – oft in unveränderter Form – in der Krankengymnastik eingesetzt, um verloren gegangene Beweglichkeit zum Beispiel nach einer Bandscheibenoperation wieder herzustellen. Zu diesen Übungen gehören solche klassischen, uralten Asanas wie das Dreieck (Übung 60), der Eselstoß (Übung 63) oder Katze und Kuh (Übung 64). Sie vollenden die tägliche Übungsfolge, die Sie mit dem Sonnengruß beginnen.

58 DEHNÜBUNG FÜR DIE SCHULTER

1 Stellen Sie sich aufrecht hin. Ihre Füße sind parallel und in Schulterbreite auseinander. Die Knie sind leicht gebeugt. Die Handflächen liegen aneinander vor der Brust. Schließen Sie die Augen, und spüren Sie in Ihren Körper. Atmen Sie dabei gleichmäßig und ruhig.

2 Heben Sie nun die Arme senkrecht über Ihren Kopf. Umfassen Sie mit der linken Hand Ihr rechtes Handgelenk. Atmen Sie ein, und ziehen Sie nun den linken Arm dreimal hintereinander sanft nach oben, so weit es ohne Probleme geht.

3 Dann lassen Sie ihn wieder zurücksinken und wechseln auf den anderen Arm.

Wirkung ► Lockert das Schultergelenk

59 IN DEN TAG WIPPEN

1 Stellen Sie Ihre Beine nun etwas weiter auseinander. Heben Sie beim Einatmen den linken Arm über Ihren Kopf, und beugen Sie Ihren Oberkörper nach rechts. Die rechte Hand ist leicht auf Ihrem rechten Oberschenkel abgestützt. Lassen Sie sich ganz von der Schwerkraft ziehen, Sie müssen nicht nachhelfen. Atmen Sie in Ihre gestreckte linke Seite hinein, einige Atemzüge lang.

2 Dann richten Sie sich langsam wieder auf und beugen sich zur anderen Seite.

Wirkung ► Öffnet die Taille, hebt den Brustkorb aus dem Becken, streckt die Rippenmuskeln

60 DAS DREIECK

1 Strecken Sie nun Ihre Arme horizontal zur Seite. Beim Ausatmen beugen Sie sich nach vorne, drehen leicht Ihren Oberkörper nach links, der rechte Arm geht hinunter in Richtung linker Fuß – oder zur Wade, wenn Sie noch mehr Gelenkigkeit üben. Der linke Arm geht mit der Bewegung mit und ist nach hinten oben gestreckt. Sie drehen Ihren Kopf nach links, so dass Sie Ihre linke Hand anschauen können.

2 Bleiben Sie ein paar Atemzüge lang in dieser Stellung. Dann richten Sie sich langsam wieder auf und wechseln zur anderen Seite.

Wirkung ► Entspannt das Kreuzbein, dehnt und streckt die Beinmuskulatur, kräftigt die Hüftmuskeln sowie Schultern- und Nackenmuskeln, schult den Gleichgewichtssinn, regt nachhaltig den Kreislauf und den Stoffwechsel an

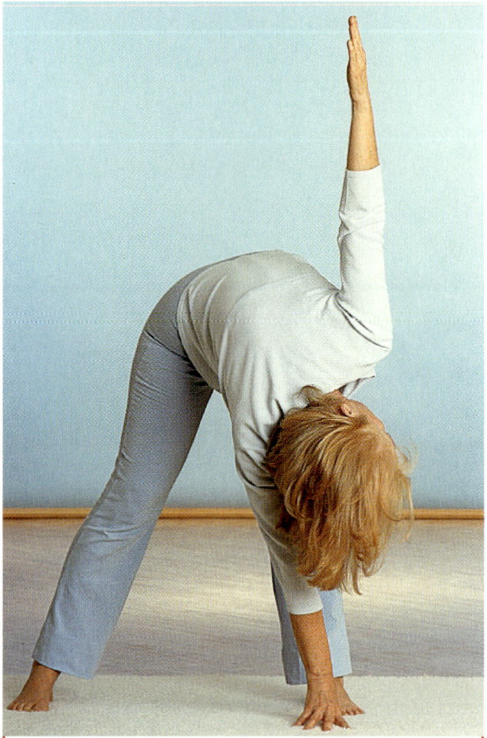

WICHTIGE BASIS: DAS DREIECK

Mit dieser Position bringen Sie nicht nur den Körper ins Gleichgewicht. Das Dreieck zentriert und wirkt damit ausgleichend bei Stress und Angst.

61 WIE EIN VOGEL

1 Wir kommen nun zur nächsten Übung. Stellen Sie Ihre Füße jetzt wieder in Schulterbreite nebeneinander. Achten Sie darauf, dass sie parallel sind und die Fußspitzen nicht nach außen weisen.

2 Verschränken Sie nun Ihre Hände hinter dem Rücken. Beugen Sie den Oberkörper nach vorne, und führen Sie die Arme gestreckt nach oben zur Decke, so weit Sie können. Atmen Sie ruhig und gleichmäßig in Ihren Rücken und zwischen Ihre Schulterblätter. Der Kopf hängt dabei locker nach unten.

3 Bewegen Sie die Schulterblätter mit leichten Drehungen der Schultern nach vorne und nach hinten.

Wirkung ► Öffnet den Brustkorb, macht den Schultergürtel beweglich

62 DEN NACKEN ENTLASTEN

1 Sie stehen aufrecht, Ihre Arme hängen locker zur Seite. Dann beugen Sie Ihren rechten Arm und führen ihn hinter Ihren Rücken.

2 Heben Sie Ihren linken Arm über Ihren Kopf, und legen Sie die Hand auf Ihre rechte Schläfe. Beugen Sie den Kopf zur linken Schulter, und lassen Sie ihn vom Gewicht

Ihrer Hand weiter zur Schulter ziehen. Atmen Sie in die gestreckte Seite Ihres Halses hinein, und halten Sie die Stellung ein paar Atemzüge lang.

3 Dann führen Sie Ihre Arme in die Ausgangsstellung zurück und wechseln die Seite.

Wirkung ► Streckt die Muskeln in Nacken und Schultern

63 DER ESELSTOSS

1 Sie lassen sich nun auf alle Viere hinunter. Ihre Beine sind in Schulterbreite auseinander. Die Hände liegen auf dem Boden auf, Ihr Rücken ist horizontal.

2 Beim Einatmen machen Sie den Rücken krumm, beugen den Kopf nach unten und ziehen das linke Bein zum Kinn. Beim Ausatmen stoßen Sie das Bein nach hinten, bis es völlig gestreckt ist, der Rücken wird wieder gerade, der Kopf geht dabei nach oben. Sie können beim Ausatmen auch wiehern wie ein Esel. Wiederholen Sie die Übung mehrere Male nach beiden Seiten.

Wirkung ► Dynamisiert die Beckenregion, löst Energieblockaden

Fantasiereise »Wasserfall«

Sie wandern an einem sonnigen Sommertag im Gebirge. Der schmale Pfad, auf dem Sie sich bewegen, ist bewaldet und etwas abschüssig. Sie hören das Geplätscher von strömendem Wasser, das über große Felsbrocken schießt. Das Zischen, Sprudeln, Gurgeln und Plätschern nimmt Sie ganz gefangen, es beruhigt Ihren Geist, und Sie folgen dem Geräusch.

Plötzlich tritt der Wald zurück, und Sie stehen auf einer Lichtung. Sie blinzeln, denn die Sonne blendet Ihre Augen. Vor sich erkennen Sie einen kleinen See, in dessen klarem Wasser sich das gleißende Licht spiegelt. Auf der gegenüberliegenden Seite des Sees erblicken Sie einen Wasserfall. Kaskaden weißen schäumenden Wassers stürzen hinunter. Glitzernde Wassertropfen sprühen wie Diamanten hoch in der Luft und fallen zurück in den See. Sie fühlen sich allein von diesem Anblick erfrischt und vital.

Jetzt streifen Sie Ihre Kleider ab und laufen in den See hinein. Sie spüren die sanften Wellen wie Seide über Ihren Körper gleiten. Mit langsamen weiten Zügen schwimmen Sie hinüber zum Wasserfall. Sie fühlen Grund unter sich und waten die letzten Meter, bis Sie den zischenden sprudelnden Wasservorhang erreichen. Sie stellen sich unter diese riesige Naturdusche und spüren, wie dieses Wasser Sie von allen Sorgen, Problemen, negativen Gedanken und Gefühlen reinigt, wie es Sie elektrisiert und mit Lebendigkeit auflädt. Bleiben Sie so lange unter dem Wasserfall stehen, wie es angenehm für Sie ist. Dann lassen Sie sich wieder in den See gleiten und schwimmen zum Ufer zurück. Dort legen Sie sich auf einen Felsen in die Sonne und fühlen, wie Ihr ganzer Körper vor Energie prickelt und vibriert. Genießen Sie die Sonnenstrahlen auf Ihrer kühlen Haut, und lassen Sie sich langsam wieder ganz durchwärmen und durchglühen. Beenden Sie diese Fantasiereise mit einigen tiefen Atemzügen, und kommen Sie wieder zurück in den Raum, in dem Sie sich befinden.

64 KATZE UND KUH

1 Sie knien weiter auf dem Boden. Beim Ausatmen machen Sie einen runden Rücken, der Kopf hängt lose nach unten, das Kinn geht zur Brust.

2 Beim Einatmen heben Sie den Kopf, lassen Ihr Becken und Ihren mittleren Rücken nach unten fallen. Wiederholen Sie die Übung mehrmals.

Wirkung ► Macht das Becken beweglich und die Wirbelsäule flexibel

Vorsicht ► Bei Hohlkreuz machen Sie nur den ersten Teil der Übung, beim Einatmen gehen Sie in die normale Vierfüßlerstellung zurück.

Auch wenn schon Bandscheibenprobleme bestehen, sollten Sie diese Übung mit dem Arzt oder Therapeuten besprechen.

DAS TÄGLICHE FÜNF-MINUTEN-YOGA

Gelenkigkeit ist zwar die Grundvoraussetzung, um sich im Körper wohl und insgesamt vitaler und straffer zu fühlen. Doch das Yoga hat noch sehr viel mehr zu bieten. Einen kleinen, aber feinen Ausschnitt der besten Yoga-Übungen lernen Sie nun kennen.

Im folgenden werden einzelne Übungen vorgestellt, aus denen Sie sich die heraussuchen können, die Sie gerade brauchen, um sich wohl in Ihrem Körper zu fühlen. Auch wenn Sie nur wenig Zeit haben, profitieren Sie von diesem »Fünf-Minuten-Yoga«, weil es gezielt auf Ihre aktuellen Bedürfnisse abgestimmt werden kann. Denken Sie auch hier, wie immer, daran, die Übungen nie mechanisch zu absolvieren, sondern sich während der Zeit, in der Sie üben, ganz dem achtsamen und bewussten Spüren Ihres Körpers zu widmen.

GEZIELT ÜBEN

Gelenkigkeit ist zwar die Grundvoraussetzung, um sich im Körper wohl zu fühlen und sich insgesamt straffer und vitaler zu fühlen. Doch das Yoga hat noch sehr viel mehr anzubieten. Einen kleinen, aber feinen Ausschnitt der besten Yogaübungen lernen Sie nun kennen. Es sind Übungen, die jeweils die Vitalität und Gesundheit bestimmter Körperregionen anregen und stabilisieren.

Am besten lesen Sie in diesem Fall zunächst die Wirkung nach, die eine Übung erzielen kann und suchen sich so diejenige heraus, die am besten zu Ihnen passt. Sollten diese Übungen nicht (mehr) ausreichen, um in den Körperpartien ein Wohlempfinden zu wecken, dann liegt eventuell bereits eine Entzündung oder eine leichte Erkrankung vor. Probieren Sie in diesen Fällen die entsprechenden Übungen des anschließenden Kapitels »Yoga bei den häufigsten gesundheitlichen Störungen«.

Achtung ► Gehen Sie unbedingt zum Arzt, wenn beim Üben Missempfindungen oder Schmerzen auftauchen.

GANZHEITLICHE WOHLFÜHL-ÜBUNGEN

Wie der Sonnengruß oder das Dreieck sind diese Übungsfolgen vor langer Zeit entwickelt und im Lauf der Jahrhunderte immer weiter verbessert worden. Lassen Sie sich beim Ausführen der Übungen durch die Namen anregen, denn sie beschreiben bildhaft das Wesentliche dessen, was die Bewegung nachahmt oder ausgedrückt.

Das geistige Element beim Üben können Sie jederzeit gezielt verstärken. Dazu nehmen Sie Affirmationen zu Hilfe, die Ihre mentalen Kräfte aktivieren. Eine Einführung in die faszinierende Arbeit mit Affirmationen finden Sie ab Seite 76.

65 DER MUNTERE HASE

1 Stellen Sie sich aufrecht hin, die Füße parallel, die Knie locker.

2 Beim Ausatmen beugen Sie sich nach vorne und umfassen Ihre Fußgelenke.

3 Mit dem Einatmen gehen Sie in die Hocke und richten den Kopf so weit nach oben, dass Sie zur Decke blicken können.

4 Beim Ausatmen richten Sie sich auf, ziehen den Bauch ein und strecken die Knie.

5 Bewegen Sie sich so in einem fließenden Wechsel zwischen der Hocke und dem Vornüberbeugen. Beginnen Sie langsam und steigern Sie dann das Tempo, so weit Sie können. Zum Abschluss verlangsamen Sie die Bewegung wieder und beenden die Übung, indem Sie aufrecht stehen, die Arme an den Seiten, und noch einige tiefe Atemzüge nehmen.

Wirkung ► Fördert den Kreislauf, macht die Gelenke geschmeidig, vertreibt Müdigkeit

66 DIE ENERGIEPUMPE

1 Sie stehen aufrecht mit geschlossenen Beinen, Ihre Fußknöchel berühren sich leicht. Die Arme hängen entspannt zur Seite herab. Der Blick ist geradeaus nach vorne gerichtet.

2 Stemmen Sie nun Ihre Hände seitlich in die Taille, die Daumen sehen dabei nach hinten. Üben Sie nur leichten Druck mit Ihren Händen aus. Lockern Sie die Knie etwas.

3 Lassen Sie sich etwas nach unten sinken. Wenn Sie Ihr Gewicht auf der ganzen Fußsohle spüren, stoßen Sie sich in einer Aufwärtsbewegung wieder nach oben, und heben Sie die Fersen vom Boden. Gehen Sie jedoch nur bis auf die Zehenballen, nicht

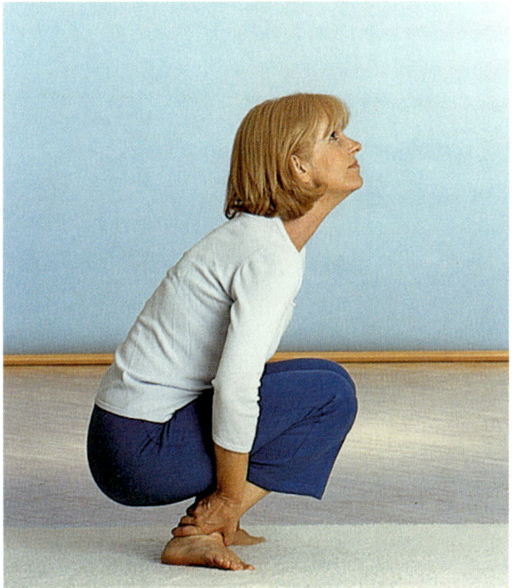

DER MUNTERE HASE

Viele Positionen sind den Stellungen der Tiere nachempfunden wie der Hase. Hier im Bild Schritt 2: Die Hände umfassen die Knöchel, die Daumen liegen vorne.

die Zehenspitzen. Pressen Sie die Beine während dieser Bewegung nach oben zusammen. Ziehen Sie dabei das Gesäß etwas ein. So entsteht eine pumpende Bewegung, die Sie achtmal wiederholen.

Wirkung ► Straffung der Muskulatur von Oberschenkeln und Gesäß, regt die Verdauung an, reguliert den Kreislauf und zu hohen Blutdruck

67 DIE DREHUNG IM FERSENSITZ

1 Sie knien auf dem Boden und lassen sich auf Ihre Fersen nieder.

2 Legen Sie Ihre Hände auf Ihre Schultern, den Daumen nach hinten, die Finger nach vorne.

3 Drehen Sie sich nun beim Einatmen schwungvoll mit Ihrem gesamten Oberkörper ganz nach links, beim Ausatmen ganz nach rechts. Der Kopf dreht sich dabei womöglich noch weiter als die Schultern nach hinten. Eine Variante sehen Sie bei der Übung Nr. 69.

Wirkung ► Belebend, stärkt die Wirbelsäule und macht sie elastisch, aktiviert Nacken und Hals und sorgt durch die aufrechte Bewegung auch dauerhaft für eine gute Haltung. Die Aktivierung der schrägen Bauchmuskulatur ist gut für eine schlanke Taille

68 DIE OASE

1 Sie sitzen auf dem Boden. Stellen Sie die Beine auf, so dass Sie mit der vollen Fußsohle auf dem Boden stehen. Dann lehnen Sie sich zurück und stützen sich auf Ihren Unterarmen ab.

2 Lassen Sie den Kopf in den Nacken hängen. Ziehen Sie Ihre Knie noch näher zur Brust.

3 Entspannen Sie nun Nacken und Schultern so, dass Ihr Kopf möglichst tief nach hinten sinken kann. Drehen Sie den Kopf langsam und behutsam von einer Seite zur anderen. Versuchen sie, mit dem Kinn jeweils Ihre Schulter zu berühren.

4 Dann lassen Sie den Kopf in der Mitte zur Ruhe kommen. Verlagern Sie das Gewicht von einem Unterarm zum anderen, um die Schultermuskulatur zu lockern.

5 Heben Sie langsam den Kopf wieder hoch, und setzen Sie sich wieder auf.

Wirkung ► Dehnt Nacken und Schultern, löst Verspannungen zwischen den Schulterblättern und im oberen Rückenbereich

Vorsicht ► Bei Halswirbelsäulenproblemen

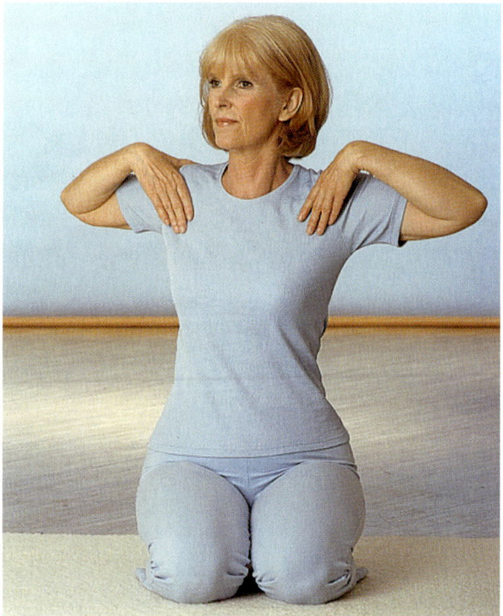

BELEBENDE DREHUNG

Bei der Drehung im Fersensitz – hier Schritt 3 der Übung – soll der Kopf entspannt mitschwingen, aber keinesfalls ruckartig bewegt werden.

69 DIE DREHUNG

1 Sie sitzen im Schneidersitz auf dem Boden. Heben Sie Ihre Arme über den Kopf, so dass sie ein V mit Ihrem Körper bilden.

2 Drehen Sie sich beim nächsten Einatmen mit dem ganzen Oberkörper nach links, so weit Sie können.

3 Beim Ausatmen gehen Sie zurück zur Mitte. Mit dem nächsten Einatmen drehen Sie sich nach rechts und kommen beim Ausatmen wieder zurück zur Mitte. Wiederholen Sie die Übung, so oft es Ihnen angenehm ist.

Wirkung ► Entspannt und stärkt die Muskulatur von Rücken, Brust und Nacken, öffnet den Brustkorb, fördert die Verdauung, regt das Lymphsystem an, stärkt die Nerven

70 DAS KAMEL

1 Sie knien auf dem Boden und setzen sich dann auf Ihre Fersen. Beim Einatmen richten Sie sich auf, so dass Oberschenkel und Oberkörper eine gerade Linie über Ihren Knien bilden. Beugen Sie sich nach hinten, und fassen Sie mit Ihren Händen an Ihre Fersen.

2 Beim Ausatmen beugen Sie Rücken und Hals noch etwas weiter nach hinten, aber nur bis zur Dehnungsgrenze. Bleiben Sie in dieser Stellung so lange, wie es Ihnen angenehm ist, und atmen Sie entspannt durch die Nase ein und aus.

3 Zum Abschluss atmen Sie tief aus und senken das Kinn auf die Brust. Langsam lösen Sie die Hände von Ihren Fersen, und machen Sie den Rücken wieder gerade. Lassen Sie sich auf Ihre Waden nieder.

4 Zum Ausgleich beugen Sie sich nun nach vorne und legen Ihren Oberkörper auf Ihre Oberschenkel. Die Arme ruhen ausgestreckt nach hinten neben Ihren Beinen.

Wirkung ► Dehnt den Brustkorb und entlastet die Wirbelsäule, entspannt die Nacken- und Halsmuskulatur, regt den Kreislauf an

Vorsicht ► Bei Schilddrüsenüberfunktion

71 DIE RÜCKENMASSAGE

1 Setzen Sie sich auf den Boden, die Beine sind aufgestellt. Achten Sie darauf, dass die Unterlage nicht zu hart ist. Legen Sie gegebenenfalls eine gefaltete Decke unter. Umfassen Sie Ihre Knie fest mit Ihren gefalteten Händen.

2 Rollen Sie nun auf Ihrer Wirbelsäule einige Male vor und zurück, so lange, wie es Ihnen angenehm ist.

Wirkung ► Massiert den unteren Rückenbereich und entspannt die Rückenmuskulatur

72 DIE SPINNE

1 Sie sitzen mit leicht gespreizten, angezogenen Beinen aufrecht, die Fußsohlen fest auf der Erde. Ihre Arme stützen sich zwischen den Oberschenkeln auf der Unterlage ab. Atmen Sie ein paar Mal ruhig und tief ein und aus.

2 Beim Ausatmen lassen Sie Ihre Hände nach vorne gleiten und krabbeln dabei damit so weit Sie können weiter nach vorne. In dieser Haltung bleiben Sie ein paar Atemzüge lang, dann kommen Sie zurück in die Ausgangslage. Wiederholen Sie die Übung so oft, wie es Ihnen angenehm ist.

Wirkung ► Entspannt die Muskulatur von Knie und Hüften, insbesondere jedoch die Kreuz- und Lendenregion

73 DIE GUTE HALTUNG

1 Knien Sie sich hin, und setzen Sie sich auf Ihre Fersen.

2 Nehmen Sie Ihre Hände nach hinten, und falten Sie die Finger ineinander. Richten Sie Ihren Rücken gerade auf, und atmen Sie ein.

3 Beim Ausatmen beugen Sie sich nach vorne, bis Ihre Stirn den Boden berührt. Dabei ziehen Sie Ihre Arme so hoch nach oben wie möglich. Bleiben Sie einige Atemzüge lang in dieser Haltung. Dann richten Sie sich langsam wieder auf. Beim Aufrichten lassen Sie die Arme locker an der Seite herunter hängen.

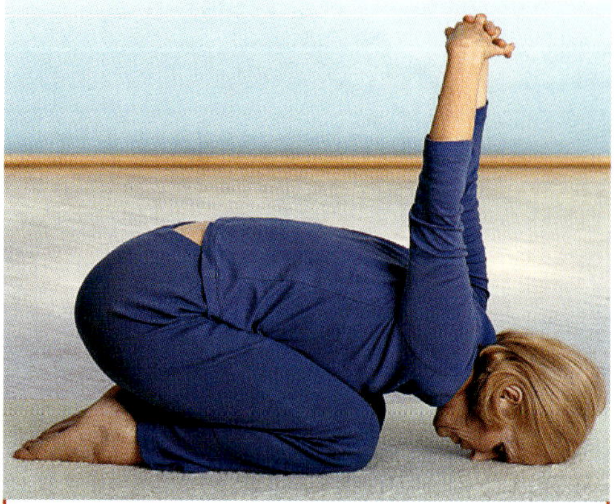

FÜR EINE GUTE HALTUNG

Je lockerer die gesamte Rückenmuskulatur ist, desto einfacher ist es, sich gerade zu halten. Hier im Bild Schritt 3, mit dem die Schultergelenke gelockert werden.

4 Wiederholen Sie die Übung mehrere Male.

Wirkung ► Macht die Schultergelenke frei, entspannt die Rückenmuskulatur, fördert den Blutkreislauf, massiert die Bauchorgane, regt das Lymphsystem an

Die Gedanken lenken

Auf der nächsten Doppelseite erkläre ich Ihnen, wie Sie eigene positive Gedankenformeln finden, mit denen Sie Gesundheit und Wohlbefinden stärken. Diese Gedankenformeln werden Affirmationen genannt. Integrieren Sie diese Affirmationen unbedingt immer stärker in Ihre eigene Yoga-Praxis, denn so gewöhnen Sie sich zunehmend daran, während des Übens die Zeit zur Stärkung und Lenkung Ihres Geistes zu nutzen. Beginnen Sie damit, sich innerlich einfache Sätze vorzusprechen wie

► Ich erfreue mich vitaler Gesundheit.

► Alles, was ich brauche, kommt jetzt leicht und mühelos zu mir.

► Ich steigere jeden Tag auf alle erdenkliche Weise meine geistigen und körperlichen Fähigkeiten.

► Ich bin beschenkt mit üppigem Reichtum und kreativer Fülle.

74 NEUER SCHWUNG

Sie liegen auf dem Rücken. Heben Sie Ihre Beine in die Höhe und ebenso Ihre Arme. Reiben Sie die Handflächen und die Fußflächen aneinander. Tun Sie das einige Atemzüge lang.

Wirkung ► Bringt den Kreislauf wieder in Schwung. Gut zum Abschluss einer Übungsfolge, um nach der Entspannung wieder aktiv zu werden

75 DAS ZUSAMMENGEROLLTE BLATT

1 Gehen Sie auf alle Viere, und setzen Sie sich auf Ihre Fersen.

2 Dann beugen Sie sich nach vorne und strecken den Rücken parallel zum Boden. Die Arme sind locker nach vorne gestreckt. Atmen Sie tief und gleichmäßig in Bauch und Rücken.

76 DER FISCH

1 Sie liegen flach auf dem Rücken. Heben Sie jetzt Ihre Beine angewinkelt in die Luft, und ziehen Sie sie in Richtung Brust.
2 Legen Sie Ihre Füße über Kreuz. Legen Sie Ihre rechte Hand auf Ihren linken Fuß, und umfassen Sie ihn, mit der linken Hand tun Sie das Gleiche mit Ihrem rechten Fuß.
3 Ziehen Sie an Ihren Füßen nach unten, so dass sie unter Ihrem Gesäß auf dem Boden aufliegen. Wenn Sie können, halten Sie die Füße weiter fest.
4 Atmen Sie durch die Nase ein und aus, und spüren Sie in Ihren Körper.
Wirkung ► Dehnt Nacken-, Schulter- und Brustbereich, stärkt die Beinmuskulatur, verbessert die Blutzirkulation, kräftigt die Schilddrüse, lindert Atembeschwerden, wirkt sehr entspannend

Die Wirkung dieser Übung

Der Fisch ist vor allem für Frauen eine hoch interessante Übung.
Jüngere Frauen werden in erster Linie spüren, dass die Übung nicht nur Wohlbefinden und Vitalität steigert, sondern auch den Unterleib stärker durchblutet und damit auch mehr Energie in den Unterleib und die Fortpflanzungsorgane gelangt.
In den Wechseljahren aber kann diese Übung Spannungen im Unterleib abbauen.
Legen Sie, wenn nötig, ein festes Kissen oder Polster unter Ihren Rücken.

Variante 1

Sie können die Übung auch mit dieser Variante beenden: Sie legen die Arme wieder parallel zum Körper ab.

Variante 2

Oder Sie legen die Arme gerade nach hinten auf die Unterlage.

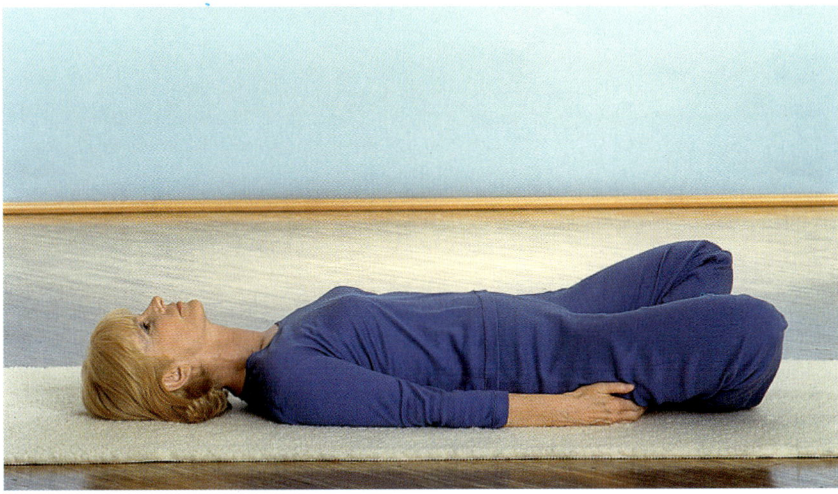

DER FISCH
Bei dieser Übung, die sich auch gut als Abschluss eignet, öffnen sich Hüfte und Becken weit. So kann das Blut gut zirkulieren, und Sie spüren, wie die Energie Sie ungehindert durchströmt.

MIT AFFIRMATIONEN ARBEITEN

Bejahung, Zustimmung, Bekräftigung – das sind die Bedeutungen für das aus dem Lateinischen stammende Wort »Affirmation«. Sie drücken mit diesen Sätzen Ihre eigene Zustimmung zu Ihrem Tun aus.

Im Yoga heißt es: »Was du über dich denkst, wird Wahrheit!« Es ist wichtig, dass Sie sich vergegenwärtigen, welche Gedanken und Gefühle Ihr Handeln bestimmen, welche Gedankenmuster regelmäßig und unreflektiert in Ihnen ablaufen. Denn mit Ihren Gedanken und Überzeugungen suggerieren Sie sich, wie Sie Ihre Erfahrungen einordnen und wie Sie Ihr weiteres Verhalten steuern. Gedanken sind immer mit Gefühlen verknüpft. Diese veranlassen Ihre Drüsen daraufhin zum Beispiel, bestimmte Hormone zu produzieren, die wiederum Auswirkungen auf Ihren Gemütszustand haben, der bestimmte Gedanken hervorruft. So schließt sich ein Kreislauf, der sich beständig wiederholen kann. Solche inneren Sätze sind wie Autosuggestionen, mit denen Sie Ihr Leben programmieren.

DIE DINGE INS POSITIVE WENDEN

Indem Sie Ihre Denkgewohnheiten überprüfen, können Sie allmählich damit beginnen, Ihre negativen Anschauungen über sich selbst und Ihr Leben bewusst durch kraftvolle und positive Gedanken, die Sie bestärken, zu ersetzen. Es ist der Übergang von einem Zustand, in dem Sie sich als Opfer fühlen zu einem Prozess, in dem Sie Ihr Leben selbst in die Hand nehmen. Dies setzt völlig neue Energien in Ihnen frei. Allerdings sollten Sie nicht Ihre negativen Gedanken einfach mit aufgesetzten, positiv klingenden Affirmationen und Sätzen unterdrücken. Der erste Schritt ist, sich selbst zu beobachten und die eigenen Gedankenmuster kennen zu lernen. Nehmen

Sie sich so an, wie Sie sind. Seien Sie neugierig darauf, sich besser zu verstehen. Auf diesem Boden kann Neues wachsen und können Affirmationen wirklich helfen.
Wenn Sie zum erstenmal mit Affirmationen arbeiten, übernehmen Sie am besten eine der Formulierungen, die bei vielen Menschen schon eine positive Wirkung erzielt hat.

- Mir geht es von Tag zu Tag in jeder Hinsicht immer besser und besser!
- Ich liebe mich und nehme mich an, wie ich bin!
- Ich bin ganz entspannt und in meiner Mitte!
- Alles, was ich brauche, steht mir zur Verfügung und habe ich in mir!

EIGENE AFFIRMATIONEN FINDEN

Im nächsten Schritt finden Sie eigene Affirmationen, die Sie sich beispielsweise morgens beim Aufwachen oder in der Phase der Entspannung nach Ihren Yogaübungen sagen können. Bitte beachten Sie dabei unbedingt die folgenden Hinweise.

- Wählen Sie immer positive Formulierungen, das heißt beschreiben Sie den erwünschten Zustand in der Gegenwart. Das Unbewusste nimmt Verneinungen nicht wahr, sondern versteht die Bilder, die zu den Worten gehören. Wenn Sie sagen: Ab sofort verschlafe ich nicht mehr! – kommt in Ihrem Unbewussten nur der Begriff »Verschlafen« an und Sie werden weiterhin zu spät aus dem Bett springen.
- Verwenden Sie kurze und klare Sätze.
- Legen Sie soviel Gefühl in Ihren Wunschsatz, wie Sie können.
- Schmücken Sie ihn mit allen Sinnesempfindungen aus – sehen Sie sich im erwünschten Zustand, hören Sie, wie man Sie dazu beglückwünscht, spüren Sie, wie sich Ihr Körper anfühlt, wenn Sie diesen erwünschten Zustand erreicht haben und so weiter.

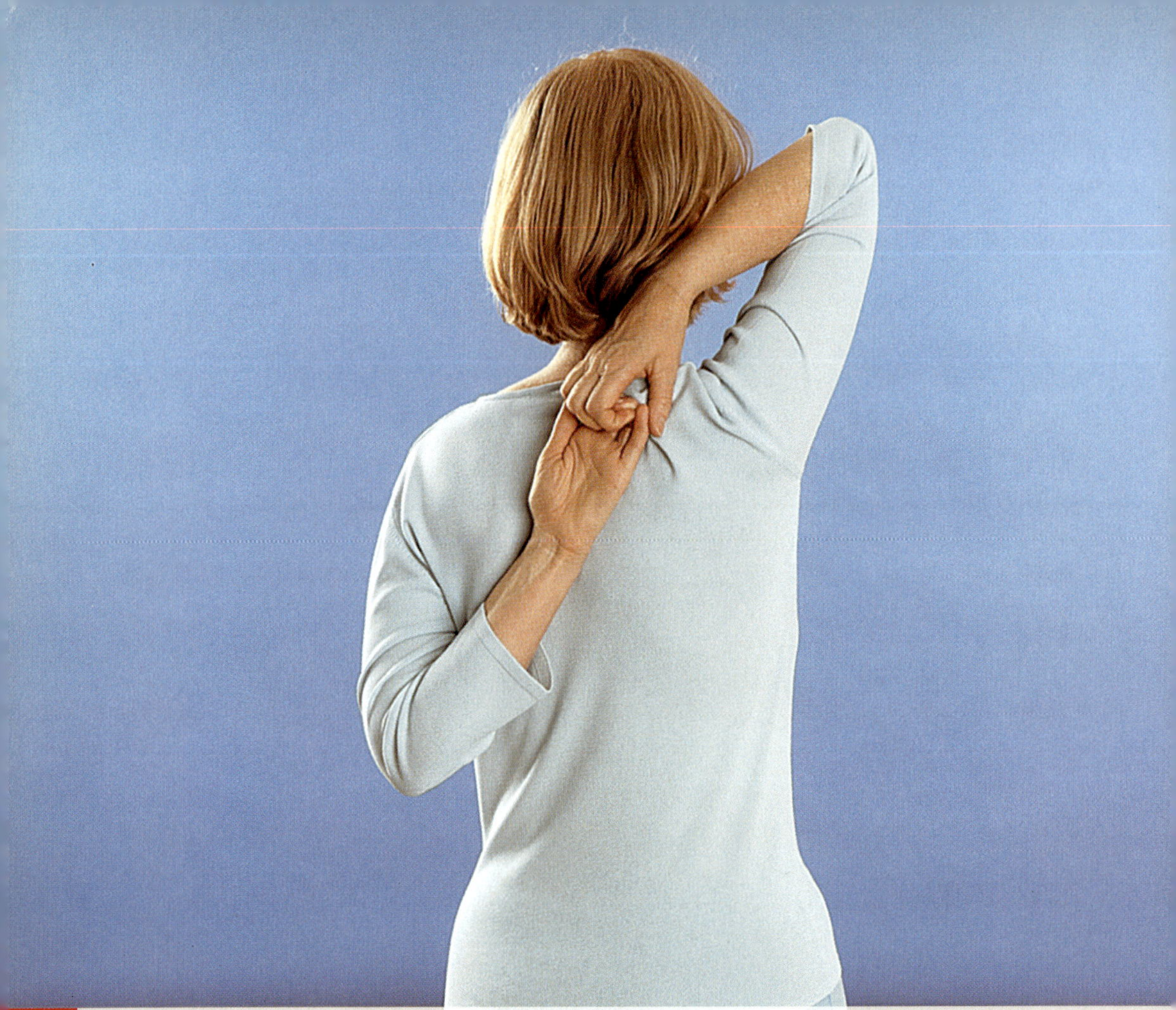

AKTIV GEGEN BESCHWERDEN

Yoga ist eine Disziplin, die die Gesundheit entscheidend stärken kann. So ist es nicht verwunderlich, dass es mittlerweile Yoga-Kurse speziell für Schwangere, für Herz-Kreislauf-Patienten und für hyperaktive Kinder gibt. Ich möchte Ihnen nun die wichtigsten Übungen vorstellen, die gezielt bei körperlichen Beschwerden und Erkrankungen eingesetzt werden können.

BESCHWERDEN UND AUSGESUCHTE ERKRANKUNGEN

Neben akuten und schmerzhaften Erkrankungen kann Yoga auch auf chronische Gesundheitsprobleme heilend und wohltuend einwirken. Die Bandbreite reicht von Spannungskopfschmerzen über Verdauungsprobleme bis hin zum Diabetes.

Haben Sie Yoga bisher in erster Linie als willkommene Unterstützung der Gesundheit kennen gelernt, so möchte ich Sie nun mit einigen der wichtigsten Übungen bekannt machen, mit denen Sie Ihre Selbstheilungskräfte bei leichten Erkrankungen und typischen Alltagsbeschwerden anregen können. Neben akuten, schmerzhaften Zuständen kann Yoga auch günstig auf chronische Gesundheitsprobleme einwirken. Und gerade bei Stress, der auch so mancher körperlicher Erkrankung zu Grunde liegt, hat sich Yoga bestens bewährt.

BEI SCHMERZEN IN RÜCKEN, SCHULTERN UND KREUZ

Machen Sie diese Übungen am besten, wenn Sie sich vorher ein wenig aufgewärmt haben.

77 DIE SCHULTERWACHE

1 Sie stehen aufrecht, die Füße parallel, die Arme hängen locker zur Seite. Heben Sie nun einen Arm über Ihren Kopf, und führen Sie ihn über Ihre Schulter hinter Ihren Rücken mit der Handfläche unterhalb Ihres Nackens.

2 Führen Sie nun den anderen Arm hinter Ihren Rücken, und zwar von der Taille an aufwärts in Richtung Ihres anderen Arms.

3 Bewegen Sie beide Hände aufeinander zu, bis sich die Finger berühren.

4 Atmen Sie entspannt ein und aus.

Wirkung ► Dehnt den vernachlässigten Bereich zwischen den Schulterblättern, dehnt und streckt die Oberarmmuskulatur, weitet den Brustkorb, wirkt Kalziumablagerungen in den Armgelenken entgegen

Wichtig

Betrachten Sie Yoga nicht als Allheilmittel. So etwas gibt es sowieso nicht. Gefährlich wäre es, die Übungen als Ersatz für einen vielleicht notwendigen Arztbesuch zu verstehen, wenn Sie unter bestimmten Beschwerden leiden. In diesem Fall sollte erst die medizinische Abklärung erfolgen und dann, wenn Ihre Ärztin oder Ihr Arzt es befürworten können, das Yoga. Ansonsten gilt, den Arzt aufzusuchen:

- **Wenn akute Beschwerden nicht innerhalb von 24 Stunden deutlich besser werden.**
- **Wenn akute Beschwerden nicht innerhalb von drei Tagen vollständig abklingen.**
- **Wenn die Beschwerden sich beim Üben noch verschlimmern.**
- **Wenn Sie Schmerzen oder Fieber haben.**
- **Besprechen Sie sich bei Bandscheibenproblemen mit dem Arzt.**

VARIANTE

Wenn es Ihnen noch Schwierigkeiten bereitet, dass sich Ihre Finger hinter dem Rücken berühren, nehmen Sie einen Socken, einen Gürtel oder ein Tuch zur Hilfe. Lassen Sie dieses Hilfsmittel von der oberen Hand nach unten hängen, und greifen Sie es mit der unteren Hand. Dann hangeln Sie sich mit der unteren Hand so weit nach oben, wie es Ihnen möglich ist. Benutzen Sie das Hilfsmittel, bis sich Ihre Finger berühren können.

VARIANTE

Wenn Ihnen eine Seite besondere Schwierigkeiten bereitet, üben Sie eine Zeit lang nur mit dieser Seite, bis beide Seiten ausbalanciert sind.

78 DIE SPIRALE

1 Sie sitzen auf dem Boden. Ihre Knie sind in Richtung Brust gezogen, die Füße aufgestellt. Lassen Sie nun das linke Knie locker nach außen sinken, und ziehen Sie die Ferse zum Gesäß. Das Knie bleibt am Boden.

2 Kreuzen Sie das rechte Bein über das linke Bein, so dass der rechte Fuß neben der Außenseite des linken Knies steht. Schieben Sie den linken Fuß an die Außenseite des rechten Oberschenkels. Umfassen Sie mit der linken Hand Ihren linken Fußknöchel, indem Sie den Arm rechts am Knie vorbeiführen.

3 Machen Sie mit dem Oberkörper eine Drehung nach rechts hinten, und blicken Sie dabei so weit hinter sich, wie es ohne Anstrengung geht. Mit dem rechten Arm stützen Sie sich hinter dem Rücken auf.

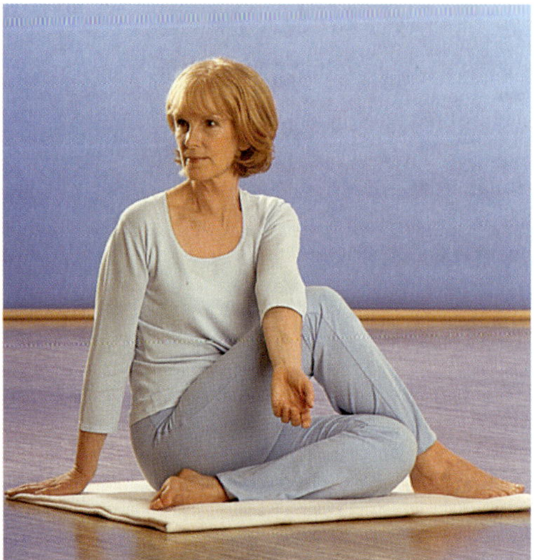

DIE SPIRALE DEHNT

Eine der effektivsten Lockerungsübungen ist die Spirale. Hier im Bild Schritt 3, bei dem alle Muskeln und Sehnen der Wirbelsäule maximal gedehnt werden.

4 Bleiben Sie jeweils so lange in der Haltung, wie es Ihnen angenehm ist.

Wirkung ► Dehnt die Wirbelsäule und macht sie flexibel, regt die Verdauungsorgane an, beugt Ischiasbeschwerden vor

79 ZEIGEN SIE BAUCH

1 Sie knien auf der Unterlage. Der Oberkörper ist aufgerichtet, die Arme hängen locker herab.

2 Fassen Sie nun mit der rechten Hand nach hinten an Ihre rechte Ferse, mit der linken Hand an Ihre linke Ferse.

3 Drücken Sie Hüfte, Oberschenkel und Brustkorb nach vorne. Entspannen Sie Ihren Nacken, Ihre Kehle und Ihre Schultern. Bleiben Sie ein bis zwei Minuten so, und atmen Sie dabei tief ein und aus.

VARIANTE

Atmen Sie im Feueratem (→ Seite 40).

Wirkung ► Beugt Ischias- und Bandscheibenproblemen vor, beruhigt den Magen, kräftigt Rücken und Oberschenkel

80 DAS KROKODIL

1 Sie liegen flach auf dem Rücken. Die Arme sind seitlich weggestreckt.

2 Winkeln Sie nun die Beine an, ziehen Sie die Knie zur Brust, und atmen Sie ein und aus. Beim nächsten Einatmen legen Sie beide Knie auf die rechte Seite zum Ellbogen Ihres ausgestreckten Armes hin und drehen gleichzeitig den Kopf in die andere Richtung. Bleiben Sie ein paar Atemzüge so liegen, und atmen Sie in Ihre Flanken.

3 Beim Ausatmen kommen Sie wieder zur Mitte. Dann wechseln Sie zur anderen Seite.

VARIANTE

1 Sie lassen die Beine ausgestreckt, atmen ein, heben das rechte Bein in die Höhe und legen es angewinkelt über das andere Bein drüber, während Sie wieder den Kopf in die andere Richtung drehen. Bleiben Sie auch wieder einige Atemzüge so liegen.

2 Dann wechseln Sie ausatmend zur Mitte, wieder einatmend auf die andere Seite und wieder zurück zur Mitte.

Wirkung ► Dehnt die Wirbelsäule und macht sie flexibel

Rücken-Mudra

In Ihrer rechten Hand legen Sie die Kuppen von Daumen, Mittelfinger und kleinem Finger zusammen. Der Zeige- und der Ringfinger bleiben gestreckt. In Ihrer linken Hand legen Sie das obere Daumenglied auf den Nagel Ihres Zeigefingers, die übrigen Finger bleiben gestreckt. Machen Sie die Übung entweder täglich viermal vier Minuten oder so lange, bis sich akute Beschwerden bessern.

Wirkung ► Wirkt gegen schmerzhafte Verspannungen des Rückens nach körperlicher Belastung oder zu langem Sitzen

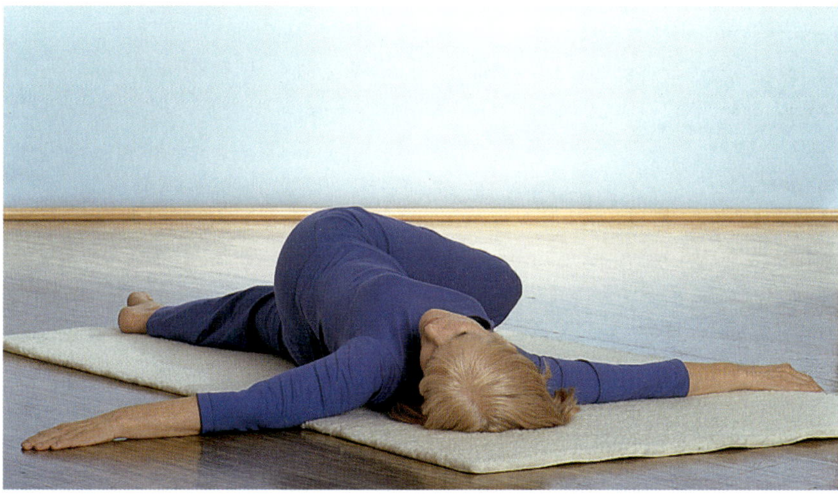

DAS KROKODIL LOCKERT

Spürbar lockert diese Übung selbst alte Verspannungen der Wirbelsäule. Im Bild Schritt 2 der Variante mit angewinkeltem Bein – das erhöht die Dehnungsleistung der Übung.

81 DIE BECKENSCHAUKEL

1 Sie liegen auf dem Rücken und stellen die Beine mit den Knien nach oben auf. Atmen Sie ein.

2 Beim Ausatmen spannen Sie die Muskeln Ihres Bauchs und Beckens an und drücken den Rücken fest in den Boden.

3 Beim Einatmen kippen Sie das Becken nach vorne, indem Sie ein Hohlkreuz machen. Ihre Hüftknochen zeigen dabei in Richtung Oberschenkel.

4 Beim Ausatmen sinken Sie wieder zurück in die Ausgangsstellung. Schaukeln Sie so im Atemrhythmus mehrere Male sanft hin und her.

Wirkung ► Besonders gut bei Kreuzschmerzen

82 DIE KREUZMASSAGE

Sie liegen auf dem Rücken. Ziehen Sie nun die angewinkelten Beine in Richtung Brustkorb, und umfassen Sie Ihre Knie mit den Händen. Durch sanftes Hin- und Herschaukeln, Auf- und Niederreiben sowie Kreisbewegungen mit dem unteren Rücken auf der Unterlage massieren Sie einige Minuten Ihre Kreuzbeingegend und atmen dabei tief ein und aus.

Wirkung ► Besonders gut bei Kreuzschmerzen

83 DER VOGEL

1 Sie liegen auf dem Bauch. Die Arme sind seitlich in Verlängerung der Schultern ausgebreitet. Das Kinn ist auf dem Boden aufgestützt.

2 Beim Einatmen heben Sie den Oberkörper, die Hände bleiben am Boden. Bleiben Sie ein paar Atemzüge lang in dieser Stellung, den Blick zum Boden, dann sinken Sie beim Ausatmen wieder zur Erde zurück.

Wirkung ► Lockert die Arme und Schultern, kräftigt den Rücken

Gelenk-Mudra

In Ihrer rechten Hand legen Sie die Kuppen von Daumen und Ringfinger aneinander. In Ihrer linken Hand legen Sie die Kuppen von Daumen und Mittelfinger aneinander. Die übrigen Finger bleiben jeweils gestreckt. Halten Sie die Mudra bei Bedarf oder zur Kur viermal täglich 15 Minuten. Wenn Sie ernsthafte Beschwerden haben, können Sie auf sechsmal täglich eine halbe Stunde erhöhen.

84 DIE HEUSCHRECKE

1 Sie liegen auf dem Bauch, die Hände neben Ihrem Körper, die Beine nebeneinander, die Zehenspitzen gestreckt.

2 Ballen Sie Ihre Hände zu Fäusten, und legen Sie sie unter Ihre Leisten, innen an die Beckenknochen.

3 Atmen Sie ein, und heben Sie die Beine gerade nach hinten so hoch, wie es Ihnen möglich ist. Atmen Sie tief aus und ein, so lange, wie es Ihnen angenehm ist, bis zu drei Minuten.

4 Wenn Sie Schwierigkeiten mit dieser Übung haben, heben Sie zunächst jeweils nur ein Bein in die Höhe. Das andere bleibt flach auf der Unterlage.

Wirkung ► Strafft Beine, Bauch und Gesäß, dehnt den unteren Rücken, stärkt die Wirbelsäule, löst Spannungen im Bauch

BEI GELENKBESCHWERDEN

Im Grunde wirken viele Yoga-Übungen immer auch positiv auf Ihre Gelenke. Es gibt jedoch auch eine spezielle Übung zur Lockerung der Gelenke, den spielerischen »Kleinen Bär«.

85 DER KLEINE BÄR

1 Sie liegen auf dem Rücken. Heben Sie Ihre Beine und Ihre Arme senkrecht in die Höhe.

2 Schütteln Sie nun Ihre Hände und Füße locker in alle Richtungen aus.

3 Ziehen Sie langsame Kreise mit Ihren Fußgelenken, danach mit Ihren Handgelenken.

4 Ziehen Sie langsam weite Kreise mit Ihren Armen, als wollten Sie eine liegende Acht an die Decke malen.

5 Machen Sie das Gleiche mit Ihren Beinen.

6 Beugen und strecken Sie abwechselnd Ihre Arme in die Höhe.

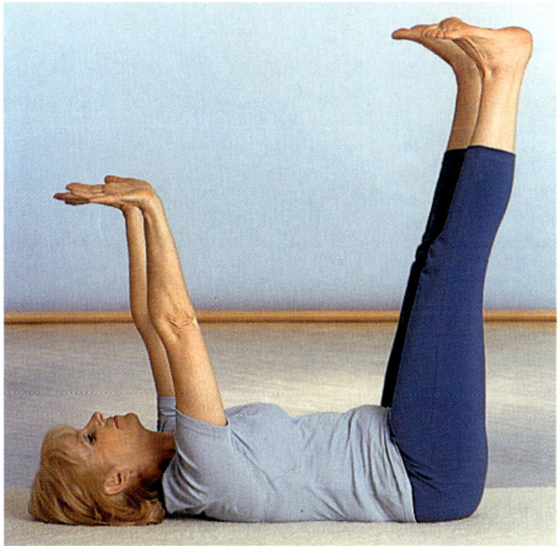

OHNE LAST – DER KLEINE BÄR

Befreit von der Last des Körpers dehnen und kräftigen Sie die Gelenke. Hier im Bild Schritt 3 in einem Moment, in dem Hände und Füße in derselben Position sind.

7 Beugen und strecken Sie Ihre Beine abwechselnd in die Höhe. Wenn Sie zwischendrin ermüden, legen Sie Arme und Beine auf die Unterlage und ruhen Sie sich einen Moment aus, bevor Sie weitermachen.

Wirkung ► Lockert die Gelenke

Mudra gegen Rheuma und Arthrose

Verschränken Sie Ihre Hände so ineinander, dass die Kuppe des kleinen Fingers der linken Hand die Kuppe des Ringfingers der rechten Hand und die Kuppe des kleinen Fingers der rechten Hand die Kuppe des Ringfingers der linken Hand berührt. Gleichzeitig legen Sie die Spitzen der Mittelfinger beider Hände an die Spitzen der Zeigefinger der anderen Hand. Die Daumen bleiben jeweils gestreckt. Halten Sie die Mudra dreimal täglich 15 Minuten.

BEI KOPFSCHMERZEN

Stress führt nicht nur zu Nervosität und Schlafstörungen (→ Seite 98), sondern ist direkt oder indirekt auch verantwortlich für das Phänomen des Spannungskopfschmerzes, der entweder akut oder chronisch auftreten kann. Verkrampfungen im Nackenbereich und Fehlhaltungen der Wirbelsäule sind für diese häufigste Form des Kopfschmerzes mitverantwortlich – und sie wiederum sind nicht selten eine Stressreaktion.

86 GEGEN KOPFWEH

1 Legen Sie sich eine Decke auf den Boden, am besten einmal gefaltet. Lassen Sie sich auf die Knie nieder, die Beine in etwas mehr als Schulterbreite auseinander.

2 Legen Sie nun Ihre Handflächen nach hinten auf Ihre Fußsohlen, die Arme bleiben gerade. Berühren Sie mit den Handflächen Ihre großen Zehen und den Mittelpunkt Ihres Mittelfußgewölbes. Wenn möglich, lehnen Sie sich etwas zurück und lassen den Kopf locker nach hinten fallen.

3 Bleiben Sie so lange in der Haltung, wie es Ihnen bequem möglich ist. Beginnen Sie, wenn möglich, mit einer halben Minute, und steigern Sie bis zu fünf Minuten. Danach richten Sie sich langsam und behutsam wieder auf und sinken mit dem Oberkörper nach vorne, bis Ihre Stirn den Boden berührt. Ihre Arme liegen parallel neben Ihrem Körper.

Wirkung ► Mit dieser Übung werden Fußreflexzonen berührt und harmonisiert. Die Streckung der Muskeln auf der Vorderseite des Körpers hilft dabei, Energiestaus in der oberen Körperhälfte aufzulösen

Kopfschmerz-Mudra

Sie legen die Kuppen von Daumen, Zeige- und Mittelfinger aneinander. Den Ringfinger stecken Sie in die Falte an Ihrer Daumenwurzel. Den kleinen Finger halten Sie gestreckt. Machen Sie die Übung bei Bedarf, bis eine Linderung eintritt, oder vorbeugend täglich dreimal sechs Minuten.

Wirkung ► Löst Spannungen, gleicht Energien aus, beseitigt Verschleimungen der Stirnhöhlen

BEI VERDAUUNGSBESCHWERDEN

So ganz langsam wird der Darm im Alter etwas träger, und es klappt nicht mehr so gut mit der Verdauung. Regen Sie die »Wurzel der Pflanze Mensch«, wie der Darm einmal von F. X. Mayer genannt wurde, auf natürliche Weise an.

87 DEN DARM AKTIVIEREN

1 Stehen Sie aufrecht, und beugen Sie den Oberkörper nach vorne, stützen Sie dabei Ihre Hände auf Ihre Oberschenkel. Atmen Sie dabei so tief aus, wie es Ihnen möglich ist, und zählen Sie dabei bis sieben.

2 Dann ziehen Sie Ihren Bauch ein, als wollten Sie die Bauchdecke gegen Ihre Wirbelsäule drücken, und zählen Sie bis vier. Verharren Sie am äußersten Punkt für drei Sekunden, und richten Sie sich dann wieder auf, atmen Sie dabei ein und zählen wieder bis sieben.

Wirkung ► Gegen Darmträgheit

88 MACHT DEN BAUCH FREI

1 Stehen Sie aufrecht. Ihre Beine sind etwas weiter als in Schulterbreite gespreizt.

2 Beim Einatmen heben Sie den linken Arm senkrecht in die Höhe, die Handfläche zeigt zum Kopf.

3 Beim Ausatmen gleitet Ihre rechte Hand am Schenkel hinunter bis zum rechten Fuß. Bleiben Sie drei Atemzüge lang in dieser Stellung. Dann richten Sie sich langsam wieder auf und machen die Übung zur anderen Seite.

Wirkung ► Regt die Leberfunktion an, dehnt Bein- und Rückenmuskulatur

89 IN DER DEHNSPANNUNG

1 Sie knien auf der Unterlage und lassen sich auf Ihre rechte Ferse nieder. Das linke Bein strecken Sie gerade nach hinten weg. Winkeln Sie die Arme an, so dass die Hände auf Ohrhöhe sind, die Handflächen zeigen nach oben.

2 Ziehen Sie die Arme nach hinten, und drücken Sie die Schulterblätter zusammen. Legen Sie den Kopf in den Nacken, und fixieren Sie einen Punkt über sich an der Decke. Atmen Sie tief und gleichmäßig ein und aus. Bleiben Sie so lange in der Stellung, wie es Ihnen angenehm ist.

Wirkung ► Fördert die Durchblutung der Leber, dehnt den Brustkorb und die Muskulatur der Beine

90 DIE HOCKE

Diese Übung ist eine klassische Stellung aus dem alten Yoga und im ganzen asiatischen Raum verbreitet. Sie können viele Menschen in den sich entwickelnden Ländern stundenlang in dieser Haltung sitzen sehen. Als Hilfsmittel können Sie am Anfang mehrere untergelegte Kissen verwenden, wenn die Übung Probleme bereitet.

1 Sie stehen, Ihre Füße sind parallel zueinander und etwa schulterbreit auseinander. Lassen Sie sich nun in die Hocke hinab. Ihre Fußsohlen bleiben fest auf der Erde.

2 Legen Sie Ihre Handflächen vor der Brust aneinander, und drücken Sie mit Ihren Ellbogen Ihre Knie etwas auseinander.

Wirkung ► Fördert die Verdauung, entlastet den Rücken, kräftigt den Beckenboden

91 DIE KRÄHE

1 Sie hocken wie in der Übung zuvor auf dem Boden, die Füße sind fest auf der Erde. Wenn Sie Schwierigkeiten haben, nehmen Sie sie etwas weiter auseinander, und drehen Sie sie weiter nach außen.

2 Strecken Sie Ihre Arme nach vorne, parallel zum Boden, die Handflächen nach unten.

3 Atmen Sie im schnellen Rhythmus des Feueratems (→ Seite 40) ein und aus.

Wirkung ► Massiert die Bauchorgane, wirkt gegen Verstopfung

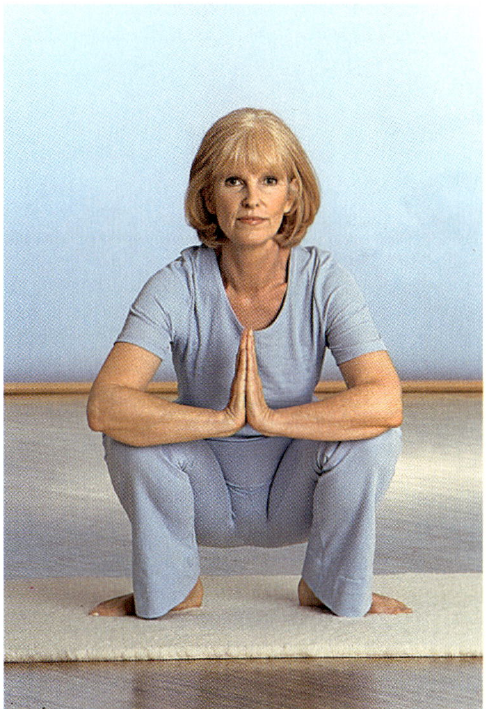

DIE HOCKE MIT GEFALTETEN HÄNDEN

Als Hilfsmittel können Sie am Anfang mehrere untergelegte Kissen verwenden, wenn die Übung Probleme bereitet.

Verdauungs-Mudra

In Ihrer rechten Hand legen Sie die Kuppen von Daumen, Zeige- und Mittelfinger aneinander, die anderen Finger sind gestreckt. In Ihrer linken Hand legen Sie die Kuppen von Daumen, Mittel- und Ringfinger aneinander, die anderen Finger sind gestreckt. Machen Sie die Übung als Soforthilfe so lange, bis eine Besserung eintritt, oder bei chronischen Beschwerden viermal pro Tag fünf Minuten lang.

Wirkung ► Wirkt entspannend auf den Magen, die Leber, die Milz und die Galle, fördert die Ausscheidung, wirkt bei akuter Übelkeit, Blähungen und Völlegefühl

92 NEUE ENERGIE IM BAUCH

1 Sie liegen auf dem Rücken. Ziehen Sie Ihre Knie in Richtung Bauch, und umfassen Sie die Beine mit den Armen.

2 Atmen Sie durch die Nase ein. Atmen Sie mit einem lauten HAAAA aus, und ziehen Sie dabei Ihre Knie in Richtung Bauch.

3 Dann lassen Sie die Beine wieder locker in Ihren Armen ruhen und wiederholen die ebenso kraft- wie wirkungsvolle Übung mehrere Male.

Wirkung ► Kräftigt die Bauchmuskeln, fördert die Verdauung, gegen Verstopfung

93 REGT DIE VERDAUUNG AN

1 Sie liegen auf dem Rücken, die Beine aufgestellt. Legen Sie die gefalteten Hände unter Ihren Kopf. Ziehen Sie die Beine zum Bauch hoch.

2 Heben Sie den Kopf und den Schultergürtel vom Boden hoch.

3 Strecken Sie das linke Bein nach vorne, und heben Sie es etwa zwanzig Zentimeter vom Boden hoch. Lassen Sie das rechte Bein am Bauch.

4 Lösen Sie Ihre Hände vom Kopf, und strecken Sie Ihre Arme seitlich neben dem Körper aus. Atmen Sie ruhig tief aus und ein, und bleiben Sie so lange in der Haltung, wie es Ihnen angenehm ist.

5 Legen Sie sich wieder zurück in die Ausgangslage. Danach wiederholen Sie die Übung mit dem anderen Bein.

Wirkung ► Kräftigt die Muskeln des Halses, des Bauches, der Hüften und der Beine

94 SANFTE RÜTTELTHERAPIE FÜR DEN DARM

1 Legen Sie sich auf den Rücken. Ziehen Sie Ihre Knie in Richtung Bauch und kreuzen Sie die Füße. Umfassen Sie Ihre Füße mit den Händen.

2 Beim Einatmen ziehen Sie Ihre Füße nach unten, so dass sich die Knie senkrecht aufrichten. Beim Ausatmen ziehen Sie die Knie an den Bauch. Machen Sie diese Übung mehrmals hintereinander.

Wirkung ► Regt die Darmtätigkeit an

95 MACHEN SIE DEM DARM FEUER

1 Sie liegen auf dem Rücken. Bringen Sie Ihre Knie zur Brust und schlingen Sie Ihre Arme um Ihre Knie. Heben Sie den Kopf an, bis Sie Ihre Nase zwischen Ihre Knie stecken können. Jede Position auf dem Weg dahin ist jedoch auch in Ordnung.

2 Atmen Sie im schnellen Rhythmus des Feueratems (→ Seite 40) ein und aus.

3 Zum Abschluss der Übung ziehen Sie Ihren Pomuskel zusammen und lassen ihn

dann stoßweise los. Machen Sie diese Bewegung dreimal.

Wirkung ► Stärkt die Bauchmuskulatur und die Muskulatur des Dickdarms, wirkt gegen Blähungen

96 KOPFSTAND FÜR DEN BAUCH

1 Sie liegen auf dem Bauch. Heben Sie nun das rechte Bein in die Höhe, winkeln Sie das linke Bein an, und stützen Sie damit das Knie des linken Beins.

2 Atmen Sie ruhig und tief ein und aus. Danach die Seiten wechseln.

Wirkung ► Fördert die Verdauung, reguliert die Darmtätigkeit, regt die Tätigkeit von Leber und Nieren an

97 ENERGIEPUMPE FÜR DEN BAUCH

1 Sie liegen auf dem Bauch. Ihre Arme liegen gerade über den Kopf gestreckt auf dem Boden. Winkeln Sie Ihr linkes Bein in Richtung Gesäß und umfassen Sie den linken Fuß mit der linken Hand. Das rechte Bein bleibt gestreckt, ebenso der rechte Arm.

2 Beim Einatmen drücken Sie das linke Bein nach oben, beim Ausatmen lassen Sie locker. Üben Sie drei bis fünf Mal, dann wechseln Sie zum anderen Bein.

Wirkung ► Regt Leber, Nieren und endokrine Drüsen an

98 DAS BOOT

1 Sie liegen auf dem Rücken und stellen die Füße so auf, dass Ihre Fußsohlen fest auf der Unterlage stehen. Ziehen Sie nun ein Bein nach dem anderen zu Ihrem Bauch, legen Sie die gefalteten Hände hinter Ihren Kopf und heben Sie den Oberkörper bis zu den Schultern vom Boden.

2 Strecken Sie Ihr linkes Bein nach vorne und oben gerade aus. Das rechte Bein bleibt fest an den Körper gedrückt.

3 Strecken Sie auch Ihr rechtes Bein nach vorne aus.

4 Lösen Sie Ihre Hände vom Kopf und strecken Sie Ihre Arme seitlich neben dem Körper gerade aus, so dass Ihre Handflächen nach oben zeigen und neben den Knien positioniert sind. Üben Sie die Hal-

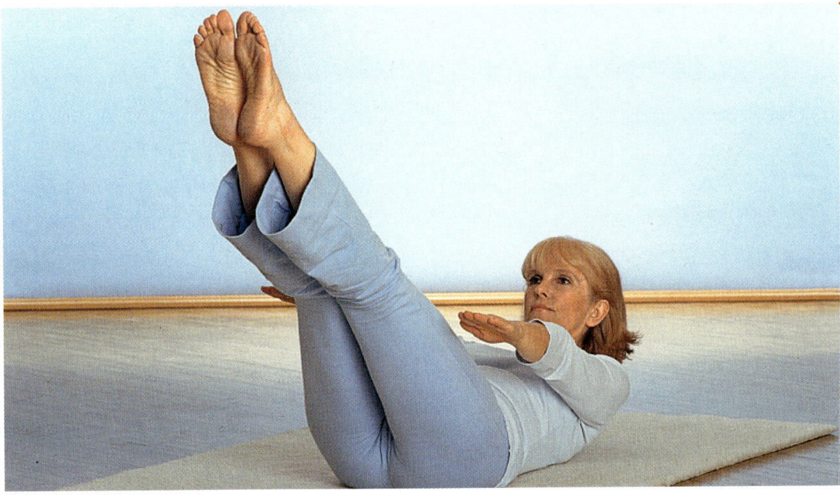

DAS BOOT

Dies ist eine sehr intensive, den Körper und die inneren Organe stark aktivierende Übung. Im Bild Schritt 4. Nach längerem Üben kann man Kopf und Oberkörper weiter hoch heben.

tung schrittweise, bis Sie auch die letzte Position problemlos einnehmen können.
Wirkung ► Regt die Verdauung an, kräftigt die Muskeln von Hals, Schultern, Bauch und Beinen

BEI HERZBESCHWERDEN UND KREISLAUFPROBLEMEN

Jahrelanger Stress, Kummer und unvermeidbarer Ärger im privaten und beruflichen Leben fordern jenseits der 50 vermehrt ihren Tribut. Gönnen Sie Ihrem lebenswichtigen Herz- und Kreislaufsystem diese bewährten Übungen, damit es sich entlasten und regenerieren kann.

99 DER FROSCH

1 Stellen Sie sich aufrecht hin. Ihre Fersen sind zusammen, die Fußspitzen weisen auseinander. Heben Sie die Fersen vom Boden, so dass Sie auf Ihren Fußballen, nicht den Zehenspitzen, stehen.
2 Gehen Sie in die Hocke, indem Sie Ihre Beine auseinander spreizen. Stützen Sie sich mit den Fingerspitzen auf dem Boden zwischen Ihren Knien ab.
3 Beim Einatmen bringen Sie das Gesäß in die Höhe, möglichst bis Ihre Beine ganz gestreckt sind. Aber forcieren Sie nichts, heben Sie sich einfach, so weit wie Sie können, in die Höhe.
4 Beim Ausatmen gehen Sie wieder zurück in die Hocke, die Fersen bleiben vom Boden abgehoben.
5 Machen Sie die Übung in möglichst schnellem Rhythmus, wie immer es Ihnen möglich ist. Wenn Sie es brauchen, können Sie sich aber auch zwischendrin in der Hocke kurz ausruhen.

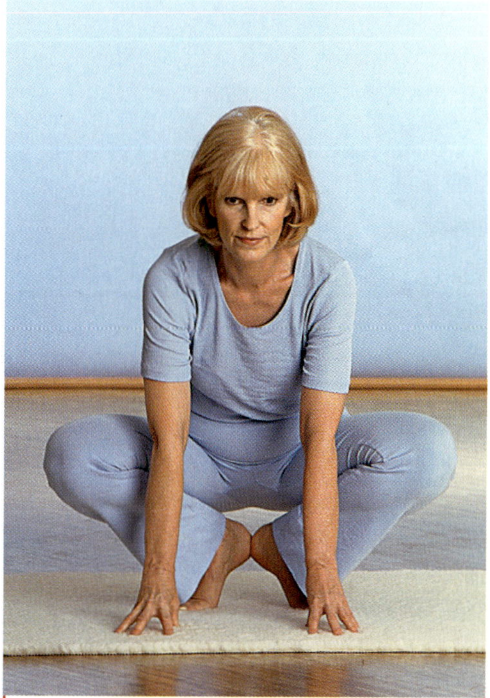

DER FROSCH ENTLASTET
So munter sein wie ein Frosch, das entlastet das Herz-Kreislauf-System. Im Bild Schritt 2, mit dem Sie Kraft sammeln, um das Gesäß möglichst hoch zu heben.

Wirkung ► Fördert den Blutkreislauf und seinen Rücktransport zum Herzen, stärkt das Herz und die Beinmuskulatur

100 HOCH DAS BEIN

1 Sie stehen aufrecht auf beiden Beinen. Dann heben Sie das rechte Bein mit gebeugtem Knie bis zum Bauch. Bleiben Sie drei Atemzüge lang in dieser Stellung.
2 Dann stellen Sie das Bein wieder ab und wechseln zur anderen Seite.
Wirkung ► Stärkt den Gleichgewichtssinn und die Standfestigkeit

101 DER BAUM

1 Sie stehen aufrecht auf beiden Beinen. Jetzt fassen Sie Ihren rechten Fuß am Knöchel und setzen ihn so hoch Sie können an den linken Oberschenkel. Halten Sie den Fuß fest, und bleiben Sie in der Stellung, indem Sie ruhig und tief atmen.

2 Dann wechseln Sie zum anderen Bein. Machen Sie diese Übung so lange, bis Sie sich einigermaßen sicher auf Ihren Beinen fühlen.

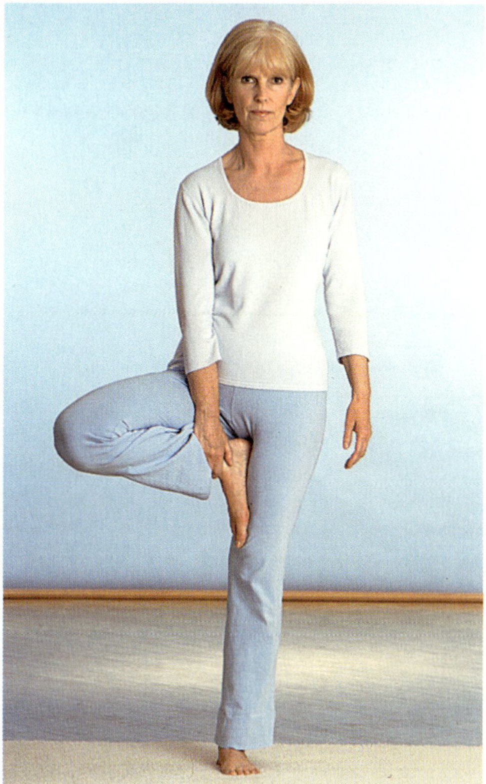

FEST WIE EIN BAUM

Stellen Sie sich bei dieser Übung vor, fest verwurzelt wie ein Baum auf der Erde zu stehen. Hier im Bild Schritt 2 in ruhiger, sicherer Ausführung.

VARIANTE

1 Fassen Sie wieder Ihren rechten Fuß, und setzen Sie ihn an Ihren Oberschenkel. Fixieren Sie eine senkrechte Linie – ein Fensterkreuz, eine Bildkante, einen Baum vor dem Fenster oder Ähnliches.

2 Dann heben Sie die Hände über den Kopf, die Handflächen aneinander gelegt. Bleiben Sie so lange stehen, wie es Ihnen möglich ist.

Wirkung ► Stärkt den Gleichgewichtssinn und die Standfestigkeit, trainiert Bein- und Armgelenke

102 FÜR MEHR BALANCE

1 Sie stehen aufrecht mit beiden Beinen auf dem Boden. Dann heben Sie Ihren linken Fuß nach hinten zum Gesäß und umfassen ihn mit der linken Hand.

2 Beim Einatmen drücken Sie die Ferse gegen die linke Seite Ihres Gesäßes.

3 Beim Ausatmen lockern Sie die Haltung. Machen Sie ein paar Atemzüge lang diese Übung, dann wechseln Sie die Seite.

Wirkung ► Stärkt das Gleichgewicht, lockert Knie und Schultern, dehnt die Muskeln des Oberschenkels

103 DIE HELDENSTELLUNG

1 Gehen Sie in die Hocke. Schieben Sie Ihr rechtes Bein nach hinten, und strecken Sie es aus.

2 Stellen Sie Ihr linkes Bein weit nach vorne auf den Zehenballen auf, so dass Ihr Unterschenkel senkrecht steht. Setzen Sie sich mit den Händen seitlich neben Ihrem linken Fuß auf. Ihr rechtes Bein und Ihr Oberkörper sollten nun eine schräge Linie bilden.

Wirkung ► Dehnt die Muskeln der Arme und der Beine, vor allem den vorderen Oberschenkel sowie die Hüfte, festigt das Standvermögen

VARIANTE

Richten Sie den Oberkörper auf, und strecken Sie die Arme waagrecht zur Seite weg.
Wirkung ► Dehnt die Muskeln der Beine und der Arme, festigt das Standvermögen

BEI KRAMPFADERN UND VENENSTAU

Nachlassende Pumpkraft des Herzens und eine beginnende Veränderung der Blutgefäße (z.B. Arthrose) führen zur vermehrten Bildung von Krampfadern und bei Patienten mit entsprechender Verlangung zu Venenstau.
Die folgenden Übungen helfen Ihnen dabei, die Beine zu entlasten und den Kreislauf in den Venen anzukurbeln. Nur wenige Menschen wissen, dass Krampfadern und die gefürchteten Thrombosen Ergebnis einer Durchblutungsstörung in den Venen ist: Der Rückfluss des Blutes zum Herzen ist verlangsamt. Dies ist die Hauptursache für das Entstehen von Krampfadern, wobei familiäre Veranlagung ebenfalls eine Rolle zu spielen scheint.
Um die Gesundheit der Beinvenen zu erhalten, können Sie neben den Übungen vieles tun, was die Muskeln in den Beinen kräftigt und die Venen elastischer hält. Neben einer fettarmen Ernährung haben sich vor allem Ausdauersportarten bewährt wie Schwimmen, Rad Fahren oder Wandern. Und: Nehmen Sie die Treppe statt des Lifts.

Herz-Mudra

Halten Sie Ihre linke Hand mit der Handinnenfläche nach außen vor Ihre Brust. Krümmen Sie die Finger wie zur halben Faust. Greifen Sie nun mit der rechten Hand mit dem Handrücken nach außen in die linke Hand. Halten Sie die Hände dicht vor Ihrem Herzen. Wenn Sie ausatmen, ziehen Sie die Hände kräftig auseinander, ohne den Griff zu lockern. Spannen Sie dabei die Muskeln Ihrer Oberarme und Ihrer Brust an. Beim Einatmen lassen Sie die Spannung wieder los. Wiederholen Sie die Übung sechsmal. Danach wechseln Sie die Handstellung.
Wirkung ► Stimuliert das Herz, stärkt die Herzmuskeln, öffnet die Bronchien, löst Verspannungen im Brustbereich, schenkt Mut und Zuversicht. Das Herz-Mudra hilft im Alltag, aber auch vor Arztterminen oder Prüfungen.

104 ENERGIE IN DIE BEINE PUMPEN

1 Sie liegen flach auf dem Rücken, die Arme locker an Ihrer Seite.
2 Strecken Sie Ihren Fuß, und drücken Sie Ihre Zehen nach vorne. Spannen Sie dabei die Waden an.
3 Atmen Sie rhythmisch ein und aus, wenn möglich im Rhythmus des Feueratems (→ Seite 40).
Wirkung ► Fördert den Kreislauf und die Durchblutung der Beine

105 BRINGT DEN KREISLAUF IN SCHWUNG

1 Legen Sie sich mit ausgestreckten Beinen auf dem Boden. Die Arme liegen locker an Ihrer Seite, die Handflächen zur Erde.

2 Heben Sie nun Ihre Beine, bis sie einen rechten Winkel zum Boden bilden, indem Sie vor allem Ihre Bauch- und Beinmuskulatur anspannen. Sie stützen sich dabei auf den Händen ab.

3 Dann stemmen Sie Ihre Arme in die Taille, die Daumen weisen zum Bauch. Die Ellbogen bleiben dicht am Körper. Mit Hilfe der Arme heben Sie jetzt auch Ihr Gesäß und den unteren Teil Ihres Rückens vom Boden ab.

4 Strecken Sie Ihre Beine nun kerzengerade aus. Ziehen Sie soweit wie möglich Ihr Gesäß dabei ein, und spannen Sie die Gesäßmuskeln an. Spreizen Sie die Beine in einem Winkel von etwa 60 Grad auseinander. Sie bilden mit Ihrem Oberkörper nun ein großes V. Atmen Sie tief ein und aus.

Wirkung ► Fördert den Kreislauf, schenkt neue Energie und wird traditionell bei Krampfadern empfohlen

BEI GESUNDHEITLICHEN STÖRUNGEN DER ATEMWEGE

Diese Übungen machen Sie am besten am offenen Fenster oder an der frischen Luft.

106 GANZ TIEF ATEM SCHÖPFEN

1 Legen Sie sich auf den Rücken, Ihre Arme liegen neben dem Körper, Ihre Handflächen auf dem Boden, Ihre Fersen berühren sich. Atmen Sie tief ein und aus.

2 Dann pressen Sie die Fersen, die Hände und den Hinterkopf so fest Sie können auf die Unterlage. Wenn Sie können, heben Sie dabei den Körper etwas vom Boden ab. Dabei atmen Sie ein und zählen bis sieben.

3 Verlagern Sie den Druck der Luft in Bauch und Becken und zählen bis drei.

4 Danach atmen Sie vollständig aus, zählen wieder bis sieben und machen dann eine Atempause, bei der Sie bis vier zählen. Wiederholen Sie die Übung dreimal.

Kundalini-Meditation

Diese Meditation beruhigt den Geist durch die monotone Wiederholung der Sanskrit-Silben Sa – Ta – Na – Ma. Die Silben beschreiben den Zyklus des Lebens: Einheit (Sa), Schöpfung (Ta), Auflösung (Na) und Erneuerung (Ma). Das Drücken der Fingerkuppen aktiviert darüber hinaus die Endpunkte von Meridianen, die den Energiefluss zum Gehirn fördern.

Sie sitzen in einer Meditationshaltung Ihrer Wahl. Ihre Hände liegen auf den Knien, die Handflächen nach oben.

Mit der Kuppe Ihres Daumens üben Sie jetzt nacheinander einen leichten Druck auf die Kuppen der anderen Finger aus, während Sie die Silben sprechen:

Daumen und Zeigefinger – Sa
Daumen und Mittelfinger – Ta
Daumen und Ringfinger – Na
Daumen und kleiner Finger – Ma

Wiederholen Sie diese Silben ohne Pause während der Fingerbewegungen, und bleiben Sie ganz konzentriert auf diese Übung. Immer, wenn Ihr Geist abschweift, kehren Sie zu den Silben Sa-Ta-Na-Ma und den Fingerübungen zurück. Bleiben Sie mindestens zehn Minuten in der Meditation.

107 SPRECHENDER ATEM

1 Sie sitzen entspannt aufrecht. Atmen Sie nun durch die Nase so ein, als ob Sie an einer Rose riechen möchten.

2 Dann atmen Sie aus, indem Sie den Atem durch die leicht zum U geformten Lippen strömen lassen. Es ist wie ein Hauchen, und Sie atmen so lange aus, wie Sie können. Machen Sie diese Übung dreimal.

3 Danach atmen Sie in gleicher Weise und dreimal hintereinander so aus, als ob Sie ein Www aussprechen würden.

4 Zum Schluss atmen Sie dreimal auf Ffff aus.

Wirkung ► Durch den Atemwiderstand wird das Zwerchfell gekräftigt und die Einatmung vertieft, was den Stoffwechsel insgesamt anregt. Gut bei allen gesundheitlichen Störungen der Atemwege, insbesondere bei Asthma

108 SANFT ATMEN

1 Atmen Sie ein, als ob Sie irgendeinen Duft bewusst riechen möchten. Atmen Sie dann auf ein weiches vibrierendes Ssss aus.

2 Legen Sie beide Hände auf Ihren Brust- und Bauchbereich und spüren Sie dabei, welche Bereiche von der Vibration erfasst werden und mitschwingen.

Wirkung ► Beruhigend, vertieft die Atmung, fördert die Durchblutung, bewährt bei Asthma, Bronchitis und Lungenemphysem, bei Kreislaufbeschwerden und Schlafstörungen

109 ATEM IST LEBEN!

1 Sie stehen aufrecht, die Arme hängen entspannt herab. Fixieren Sie einen Punkt ein paar Meter vor Ihnen. Sie balancieren Ihr Körpergewicht auf den Fußballen, so dass Sie leicht nach vorne und hinten schwingen können.

2 Atmen Sie tief ein in Ihren Bauch und Ihren Brustkorb - in dieser Reihenfolge -, halten Sie die Luft kurz an, und stoßen Sie die Luft dann nach und nach aus, indem Sie die Bauchdecke heben und senken, bis keine Luft mehr in Ihren Lungen ist.

3 Danach lassen Sie die Luft wieder in sich einströmen, wie oben. Halten Sie den Atem etwa fünf Sekunden lang an, und sagen Sie sich innerlich: Atem ist Leben! Atem ist Gesundheit! Dann geben Sie die Luft wieder stoßweise wie beschrieben frei.

Wirkung ► Kräftigt die Bronchien und Lungen, gut bei Asthma und allen gesundheitlichen Störungen der Atemwege

Asthma-Mudra

Legen Sie Ihre Hände so zusammen, dass Sie die Nägel der Mittelfinger aneinander pressen. Die anderen Finger bleiben gestreckt. Halten Sie die Mudra bei Bedarf, bis Ihr Atem wieder ruhiger und freier fließt, bei chronischen Beschwerden täglich fünfmal fünf Minuten.

Wirkung ► Entkrampft die Bronchialmuskulatur, beruhigt den Atem, befreit von Verschleimung

110 MEHR ENERGIE FÜR DIE LUNGE

1 Sie stehen aufrecht mit geschlossenen Beinen, die Fußknöchel berühren sich leicht. Die Arme hängen entspannt zur Seite herab. Der Blick ist geradeaus nach vorne gerichtet.

2 Führen Sie Ihre Hände nach hinten in Ihre Taillengegend. Legen Sie Mittelfinger und Daumen beider Hände so aufeinander, dass sich die Fingerspitzen berühren. Auch die Mittelglieder der Mittelfinger berühren einander.

3 Lockern Sie die Knie, und lassen Sie sich leicht nach unten sinken. Wenn Sie an Ihrem tiefstmöglichen Punkt angelangt sind, beugen Sie den Oberkörper in der Taille nach hinten, so weit es möglich ist.

4 Kommen Sie dann langsam wieder zurück in die aufrechte Position, lassen die Knie jedoch noch gebeugt. Wenn der Rücken gerade ist, stoßen Sie sich mit der ganzen Fußsohle wieder in die Position, in der Ihre Beine gestreckt sind, ohne dass Sie die Knie durchdrücken. Pressen Sie bei dieser Bewegung die Beine fest zusammen. Üben Sie insgesamt achtmal diese Abfolge.

Wirkung ► Löst Energieblockaden im Bereich der Lunge, stärkt die Wirbelsäule und das Herz, beruhigt die Nerven

111 DEN KÖRPER WEITEN

1 Sie sitzen auf dem Boden. Ihre Knie sind in Richtung Brust gezogen, die Füße aufgestellt. Lassen Sie nun das linke Knie locker nach außen sinken und ziehen Sie die Ferse zum Gesäß. Das Knie bleibt dabei am Boden.

2 Kreuzen Sie das rechte Bein über das linke Bein, so dass der rechte Fuß neben der Außenseite des linken Knies steht. Schieben Sie den linken Fuß an die Außenseite des rechten Oberschenkels. Umfassen Sie mit der linken Hand Ihren linken Fußknöchel, indem Sie den Arm rechts am Knie vorbei führen.

3 Machen Sie mit dem Oberkörper eine Drehung nach rechts hinten und blicken Sie dabei so weit hinter sich, wie es ohne Anstrengung geht. Mit dem rechten Arm stützen Sie sich hinter dem Rücken auf dem Boden auf.

4 Bleiben Sie jeweils so lange in der Haltung, wie es Ihnen angenehm ist.

112 DEN ATEM BEFREIEN

1 Sie knien auf dem Boden. Fassen Sie mit den Händen nach hinten und stützen Sie sich auf Ihre Füße. Kopf und Rumpf werden so weit nach hinten gebeugt wie möglich. Der Brustkorb wird gedehnt.

2 Lenken Sie bewusst Ihren Atem in die Vorderseite Ihres Rumpfes – vom Schlüsselbein bis hinab ins Becken.

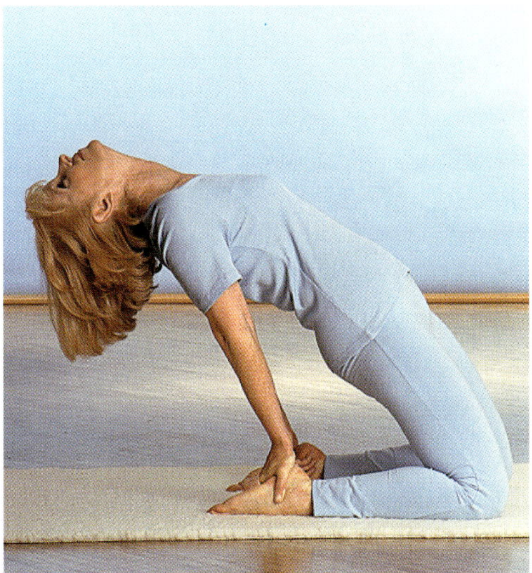

DEN ATEM BEFREIEN

Dehnt den Brustkorb, stärkt den Brust-, Rücken- und Schulterbereich, entlastet Wirbelsäule und Nacken, reguliert die Schilddrüsen, regt Leber und Nieren an.

BEI BLASEN- UND NIERENSCHWÄCHE

Blasenschwäche ist eine sehr häufige Erscheinung bei Frauen im mittleren Alter. Die Ursachen sind vor allem in der Erschlaffung der Beckenboden-Muskulatur zu suchen, die hormonelle und mechanische (Schwangerschaften, Geburten) Ursachen haben kann. In fast allen Fällen ist die Inkontinenz behandelbar, scheuen Sie sich also nicht, dieses Thema mit Ihrer Ärztin zu besprechen. Zur Vorbeugung und zur Stärkung des Beckenbodens, wie auch der anderen ableitenden Organe, sind Yoga-Übungen sehr empfehlenswert vor allem, wenn Sie sie regelmäßig machen.

113 NEUE KRAFT IM BAUCHRAUM

1. Sie knien auf dem Boden. Falten Sie die Hände, heben Sie die Arme, und legen Sie sie in Ihren Nacken.
2. Beim Einatmen lassen Sie sich mit dem Gesäß links neben Ihren Beinen nieder. Beim Ausatmen kommen Sie wieder hoch und lassen sich rechts neben Ihren Beinen nieder.
3. Machen Sie die Übung so oft, wie es Ihnen angenehm ist.

Wirkung ► Stärkt Nieren und Blase

114 GIBT DEN NIEREN EINEN »SCHUBS«

1. Sie knien auf dem Boden im Vierfüßlerstand. Legen Sie den Kopf ein wenig in den Nacken. Die Wirbelsäule hängt nach unten durch.
2. Heben Sie Ihr linkes Bein gestreckt nach oben, so hoch Sie können. Atmen Sie im schnellen Rhythmus des Feueratems.
3. Nach ein bis zwei Minuten wechseln Sie auf das andere Bein.

Wirkung ► Regt die Durchblutung der Nieren an, dehnt und stärkt die Muskeln des Rückens und Nackens

115 FEUERATEM FÜR DIE NIEREN

1. Sie liegen auf dem Bauch. Stützen Sie sich auf dem Boden ab, indem Ihre Unterarme unter Ihren Schultern flach auf dem Boden aufliegen, die Handflächen nach unten.
2. Kreuzen Sie die Unterarme übereinander, und drücken Sie sich damit nach oben. Mit der Hüfte bleiben Sie weiter in Bodenkontakt.
3. Heben Sie Ihre gestreckten Beine so hoch wie möglich, und kreuzen Sie Ihre Fußgelenke.
4. Atmen Sie rhythmisch ein und aus, wenn möglich im schnellen Rhythmus des Feueratems (→ Seite 40).

Wirkung ► Fördert die Durchblutung der Nieren, streckt und dehnt die Lenden- und unteren Rückenmuskeln

Flüssigkeits-Mudra

Legen Sie in jeder Hand die Spitzen von Daumen und kleinem Finger aneinander. Die anderen Finger bleiben locker gestreckt. Halten Sie die Mudra bei Bedarf oder als Kur dreimal täglich 15 Minuten.

Wirkung ► Fördert das Gleichgewicht des Flüssigkeitshaushalts im Körper, wirkt bei Störungen im Nieren- und Blasenbereich. Außerdem sollten Sie viel trinken: Am besten zwei bis drei Liter Wasser am Tag.

WECHSELJAHRE-BESCHWERDEN

Weltweit beschäftigen sich wesentlich mehr Frauen als Männer mit Yoga. Und das sanfte System des Yoga hält gerade für Frauen viel Gutes bereit. Lernen Sie hier vier Übungen kennen, die Nebenerscheinungen der Wechseljahre günstig beeinflussen können.

In dieser Zeit körperlicher Umstellungen sind viele Frauen auch seelisch belastet. Die Kinder verlassen das Elternhaus, im Beruf können sich Jüngere in den Vordergrund spielen – und nicht zuletzt treten in der Partnerschaft häufig gerade jetzt Probleme auf, da beide Partner Ihre Rollen neu definieren müssen. Mit Yoga können Sie nicht nur typischen Beschwerden entgegen wirken – Sie können auch innerlich in dieser Zeit des Wandels zu Ruhe und Zufriedenheit finden und eine neue Kreativität in sich entdecken.

AUSWIRKUNGEN DER WECHSELJAHRE

Ein Teil der Frauen erlebt diese Zeit der hormonellen Umstellung mit mehr oder weniger starken Beschwerden: starke und unregelmäßige Blutungen, Hitzewallungen, nächtliche Schweißausbrüche, Gefühlsschwankungen, Reizbarkeit, depressive Verstimmungen, Gelenkschmerzen, Abnahme des sexuellen Interesses oder Gewichtszunahme. In der Zeit der Menopause setzen die Eierstöcke ihre Produktion herab, während andere Drüsen ihre Tätigkeit verstärken, so die Nebennieren und die Zirbeldrüse. Diese sind jedoch bei vielen Frauen in keinem guten Zustand, sei es aufgrund von zu viel Stress, zu wenig Bewegung und/oder ungesunder Ernährung. Die Ergänzung der Hormonproduktion funktioniert daher nicht gut, und die Frauen leiden unter Symptomen wie ständige Müdigkeit, emotionalen Schwankungen und depressiven Verstimmungen.

SO HILFT YOGA

Bestimmte Yoga-Übungen wie Rückwärtsbeugungen und Drehungen fördern die Tätigkeit der Nebennieren und steigern den Östrogenspiegel im Blut, wodurch sie diesen Symptomen entgegenwirken. Außerdem dienen sie der Entschlackung und Entgiftung des Körpers. Umkehrstellungen wie die Kerze (→ Seite 110) oder der Hund (→ Seite 112) sowie Vorwärtsbeugungen verbessern den Kreislauf, wirken gegen Blutstau im Becken in den ersten Monaten nach Aussetzen der Periode und wirken kühlend und beruhigend, daher auch gegen Hitzewallungen. Sie bauen Spannungen ab und harmonisieren die Stimmungslage.
Da Yoga insgesamt ausgleichend wirkt auf die Funktion der Hormondrüsen, reduziert es die unangenehmen Wirkungen der Menopause und öffnet für die Energie und die Schönheit dieser Zeit der Veränderung. Wissenschaftler sagen, dass sich in dieser Zeit das Gehirn der Frauen verändert und neu vernetzt wird, insbesondere die Ener-

gie, die in die intuitiven Hirnzentren fließt. Eine neue Verbindung von Körper, Geist und Seele kann entstehen, und um diese geht es ja auch im Yoga.

116 SICH FALLEN LASSEN

1 Sie stehen aufrecht, die Füße parallel und hüftbreit auseinander. Die Arme hängen locker an der Seite. Atmen Sie tief ein und aus.

2 Verschränken Sie Ihre Arme, und beugen Sie sich nun langsam mit dem Oberkörper nach vorne und unten, so weit Sie können. Idealerweise ist Ihr Gesicht dicht vor Ihren Knien. Sie lassen sich vom Gewicht der Arme und Ihres Oberkörpers so weit nach unten ziehen, wie es Ihnen ohne Anstrengung möglich ist. Ihre Beine sind durchgestreckt. Bleiben Sie in dieser Stellung, bis ein Impuls kommt, sich wieder aufzurichten. Wenn es geht, sollten Sie mit mindestens einer halben Minute beginnen. Sie können sich bei dieser Übung auch an eine Wand anlehnen, um Ihr Gleichgewicht zu stützen.

Wirkung ► Regt die Zirbeldrüse an, die für die Regulierung des Blutzuckers und der Körpertemperatur mitverantwortlich ist, gegen fliegende Hitze, fördert die Durchblutung der Bauchorgane, beruhigt Geist und Nervensystem, dehnt die Wirbelsäule

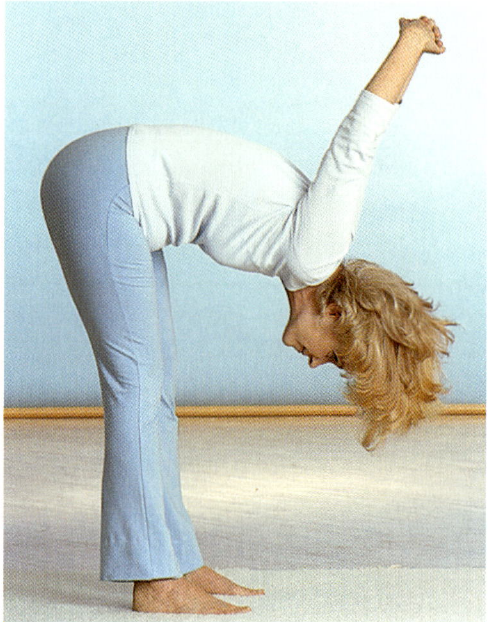

VARIANTE

Eine andere Möglichkeit für das »Fallen lassen«: Die Hände werden in Schritt 2 nicht vor dem Körper, sondern hinter dem Rücken verschränkt. Das dehnt zusätzlich die Schultern.

117 RUHEN SIE SICH AUS

1 Legen Sie sich zwei Decken zurecht, die Sie zweifach falten, so dass sie, aufeinander gelegt, eine Höhe von etwa 20 bis 30 Zentimetern ergeben.

2 Setzen Sie sich mit dem Gesäß auf die untere Kante der Decken, die Beine nach vorne gestreckt. Legen Sie sich nun zurück, so dass Ihr Kopf und Ihre Schultern nicht mehr auf der Decke, sondern auf dem Boden liegen. Spüren Sie, wie sich diese Lage anfühlt. Wenn die Schultern nicht auf dem Boden liegen, ist die Unterlage vielleicht zu hoch. Sie können auch eine dünne Rolle aus einer weiteren Decke oder einem Tuch unter Ihren Nacken legen. Wenn Sie im Kreuz Verspannungen fühlen, stellen Sie die Beine auf.

3 Bleiben Sie in dieser Stellung so lange es Ihnen angenehm ist, am besten mindestens zehn Minuten lang.

Wirkung ► Öffnet den Brustraum, wirkt ausgleichend auf den Hormonspiegel und den Blutdruck, hilft bei Kopfschmerzen, entwässert die Beine, wirkt gegen Müdigkeit und depressive Verstimmungen

118 DAS ZÖLIBAT

1 Sie knien auf einer Unterlage, die Beine in Schulterbreite auseinander. Lassen Sie sich zwischen Ihren Fersen auf Ihr Gesäß nieder.

2 Lehnen Sie sich zurück, indem Sie sich auf Ihre Ellbogen abstützen. Umfassen Sie Ihre Füße mit Ihren Händen. Lassen Sie Ihren Kopf nach hinten hängen.

3 Lassen Sie sich nun langsam ganz zurück sinken, bis Sie mit dem Rücken auf dem Boden aufliegen. Falls Ihnen das auf Anhieb noch nicht gelingt, bleiben Sie auf Ihre Ellbogen gestützt.

Wirkung ► Öffnet das Becken, entspannt die Beckenmuskulatur, fördert die Durchblutung der Unterleibsorgane

119 DIE TAUBE

1 Knien Sie sich hin, und setzen Sie sich auf Ihre Fersen. Beugen Sie sich nach vorne, und legen Sie Ihre Unterarme auf den Boden, die Handfläche nach unten.

2 Schieben Sie Ihr linkes Knie nach vorne zwischen die Unterarme und Ihr rechtes Bein nach hinten, bis es bis in die Zehenspitzen gerade nach hinten ausgestreckt ist. Ihre rechte Hüfte sinkt in Richtung Unterlage.

3 Richten Sie nun Ihren Oberkörper so weit auf, wie es Ihnen möglich ist (die geweitete Brust verlieh der Übung ihren Namen). Stützen Sie sich mit den Fingerspitzen auf dem Boden ab. Der Kopf ist gerade, der Blick nach vorne gerichtet. Bleiben Sie so lange in der Stellung, wie es Ihnen angenehm ist, und atmen Sie entspannt.

Wirkung ► Belebt die Drüsentätigkeit, stärkt den Rücken, dehnt die Muskeln im Oberschenkel, steigert die Beweglichkeit der Hüfte, stärkt Lunge und Nieren

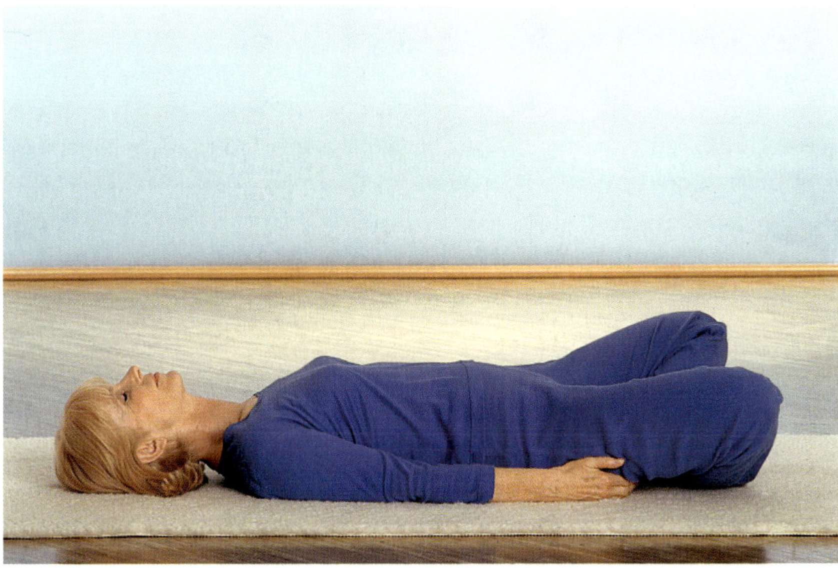

KONTROLLIERT HINABSINKEN

Die Endposition der Übung Zölibat gleicht sehr der des Fisches (→ Seite 75). Hier jedoch wird auch das langsame Hinabsinken in die Dehnungsposition aktiv ausgeführt, das ist wesentlich schwieriger.

Nutzen Sie die Kraft der Farbe Orange

Farbschwingungen beeinflussen den Stoffwechsel und die Bildung von Vitaminen und Enzymen im Körper, wie Psychologen mittlerweile nachweisen konnten.
Für Frauen in den Wechseljahren ist eine wichtige Farbe Orange. Sie lindert Muskelverspannungen, harmonisiert und vermittelt Lebensfreude. Sie können die Farbe Orange auf vielfältige Weise einsetzen, um ihre Schwingungen auf sich wirken zu lassen. Tragen Sie orangefarbene Pullover, Blusen oder Unterwäsche. Kleben Sie orangefarbene Folien vor Ihre Glühbirnen, oder kaufen Sie Birnen in dieser Farbe. Visualisieren Sie die Farbe Orange in Ihrer Meditation. Essen Sie viel Orangen, Karotten, Kürbis und andere Nahrungsmittel in dieser Farbe.

STRESS UND ANSPANNUNG

Wer akzeptiert, dass Stress ein Teil unseres alltäglichen Lebens geworden ist, wird auf die Suche nach einer sinnvollen Methode zu seiner Bewältigung gehen. Yoga hat sich als einer der effektivsten Wege erwiesen, um Stress und innere Anspannung aufzulösen.

Die permanente Anspannung, unter der wir fast alle stehen, ist eine deutliche Belastung für die Nerven, die sich vor allem dann zunehmend schädigend auf den gesamten Organismus auswirkt, wenn wir sie nicht von Zeit zu Zeit abschütteln können. Yoga hilft uns zu entspannen, in einen ruhigeren Rhythmus zu finden und schenkt Ihnen die notwenigen Momente der inneren Ruhe, in denen Sie wieder neue Kraft tanken. So sind Sie der meist unausweichlichen Hektik des modernen Lebens mit seinen vielfältigen Herausforderungen rundum besser gewachsen.
Sollten selbst diese Übungen nicht mehr helfen, um Sie zu entspannen, liegen wahrscheinlich Probleme vor, die Sie nicht alleine lösen können. Wenden Sie sich in diesen Fällen an die fachkundige Hilfe eines Arztes oder Therapeuten. Scheuen Sie sich bitte nicht, diese effektive Hilfe anzunehmen.

BEI SCHLAFSTÖRUNGEN

Alle Schwierigkeiten beim Einschlafen oder Durchschlafen, aber auch das nächtliche Aufwachen und die Unfähigkeit wieder Einzuschlafen werden als Schlafstörungen zusammengefasst. Was es auch ist, was Sie um den Schlaf bringt – mit diesen Übungen sollten Sie bald wieder zu einer ungestörten Nachtruhe finden.

120 INNERE RUHE FINDEN

1 Halten Sie den Rücken gerade und weiten Sie Ihren Brustkorb. Beim Einatmen halten Sie den Brustkorb still und bewegen lediglich Ihren Bauchraum. Legen Sie Ihre gefalteten Hände auf den Bauch.

2 Halten Sie die Luft etwa fünf Sekunden lang an, und stoßen Sie sie dann staccatoartig durch die gespitzten Lippen wieder aus. Machen Sie beim Ausatmen zwischendrin immer wieder kurze Pausen von drei bis fünf Sekunden.
3 Wenn alle Luft aus Ihren Lungen entwichen ist, atmen Sie wieder tief ein und wiederholen den gleichen Prozess. Machen Sie die Übung drei bis fünf Mal hintereinander.
Wirkung ► Gegen Schlaflosigkeit und überreizte Nerven, um sich zu entspannen und wieder zur Ruhe zu kommen

121 DIE BRÜCKE

1 Sie sitzen auf dem Boden. Stützen Sie sich mit Ihren Händen auf dem Boden hinter sich ab.
2 Setzen Sie Ihre Füße schulterbreit auseinander auf, und drücken Sie die Hüften hoch, möglichst höher als die Knie.
3 Lassen Sie Ihren Kopf ganz nach hinten fallen. Lassen Sie den Atem natürlich fließen.

VARIANTE

Atmen Sie, während Sie in der Brückenposition verharren, im Rhythmus des Feueratems ein und aus, so lange, wie es Ihnen angenehm ist.
Wirkung ► Traditionelle Übung gegen Schlaflosigkeit, entspannt den Nacken optimal

122 DIE SCHILDKRÖTE

1 Sie sitzen aufrecht auf dem Boden. Lassen Sie Ihre Oberschenkel zur Seite fallen, und legen Sie die Fußsohlen aneinander. Richten Sie Ihre Wirbelsäule auf, legen Sie sich eventuell zur Unterstützung ein kleines Meditationskissen oder eine gefaltete Decke unter das Gesäß. Spüren Sie den Kontakt der Sitzbeinhöcker mit der Unterlage.
2 Ihre Arme liegen zwischen Ihren Oberschenkeln. Beim Ausatmen beugen Sie sich nach vorne. Ihre Arme greifen von innen um Ihre Unterschenkel herum, und Ihre Hände liegen an den Außenknöcheln der Füße. Lassen Sie den Kopf entspannt hän-

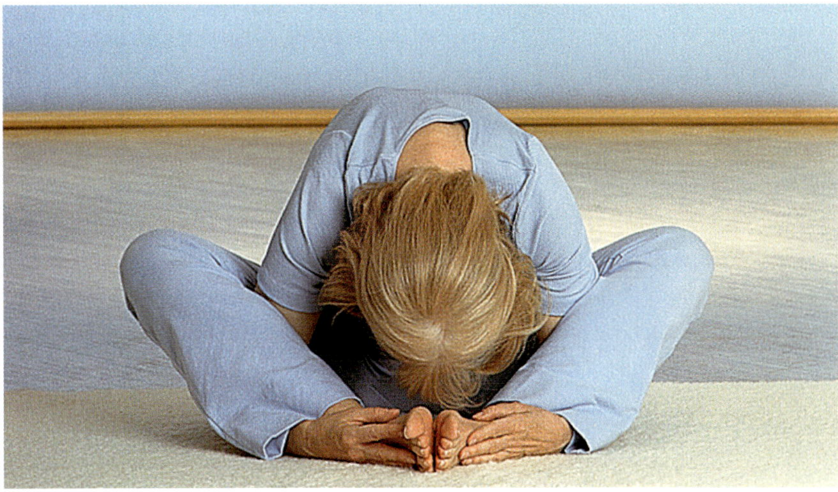

GELASSEN: DIE SCHILDKRÖTE
Geschützt wie eine Schildkröte im Panzer ziehen Sie sich in sich selbst zurück und lassen die Welt »außen vor«. Hier im Bild Schritt 2 in entspannter Haltung mit rundem Rücken.

gen. Atmen Sie tief ein und aus. Bei jedem Ausatmen lassen Sie sich tiefer in dieser Haltung hineinsinken.

3 Lassen Sie dabei Ihre Beine allmählich immer weiter nach vorne gleiten, so weit es Ihnen möglich ist. Bleiben Sie mit entspanntem Atem in dieser Haltung, so lange Sie sie als angenehm empfinden.

4 Sie können die Übung hiermit beenden. Falls Sie schon etwas geübter sind, können Sie wie folgt weitermachen: Sie drehen die Arme einwärts, mit den Handflächen nach oben. Dann schieben Sie beide Arme behutsam an Ihren Seiten vorbei nach hinten. Ihre Beine öffnen sich weiter in die Grätsche. Der Rumpf beugt sich nach vorne. Konzentrieren Sie sich ganz auf Ihren Innenraum, und atmen Sie entspannt ein und aus.

Wirkung ► Hilft bei Einschlafstörungen, entspannt Schultern und Nacken, dehnt den Rücken und die Beine, regt die Atmung im unteren Teil des Rückens an, verbessert die Durchblutung der Beckenorgane, beruhigt die Nerven

Mudra gegen Schlafstörungen

Legen Sie die Kuppen Ihrer beiden Ringfinger und Ihrer kleinen Finger aneinander. Die Daumen sind nach innen in die Handfläche gelegt. Die Zeige- und Mittelfinger sind locker darüber gekrümmt. Halten Sie die Mudra bei Bedarf, zum Beispiel vor dem Einschlafen oder dreimal täglich zwölf Minuten.

Wirkung ► **Beruhigt, hilft bei Einschlafstörungen, entspannt**

BEI ZUVIEL STRESS ZUR BERUHIGUNG DER NERVEN

Was jede einzelne und jeden einzelnen in Stress versetzt, hat unterschiedliche Gründe und Ursachen. Und selbst die Reaktionen auf Stress sind verschieden. Während Fluchttypen am liebsten weglaufen möchten, würden Kampftypen lieber alles kurz und klein schlagen.

Beide Reaktionen stammen aus der Urzeit und waren damals nützlich, da sie heute unterdrückt werden müssen, geraten wir in echten Stresssituationen zunehmend aus der Balance. Die wichtige Yogaübung »Innere Stärke« hilft Stress abzubauen und die innere Mitte wiederzufinden.

123 INNERE STÄRKE

1 Sie stehen aufrecht, die Arme hängen seitlich entspannt herab. Strecken Sie nun das rechte Bein nach hinten aus, und setzen Sie es mit den Zehenballen auf. Beugen Sie das linke Bein so, dass das Knie über dem Fuß liegt. Beugen Sie sich hinunter, und stützen Sie sich mit den Händen neben Ihrem linken Bein ab. Halten Sie das rechte Bein gestreckt bis in die Zehenspitzen, die Sie mit der Oberseite auf der Unterlage abstützen.

2 Strecken Sie die Arme waagrecht nach vorne, und legen Sie die Handflächen aneinander. Die Augen blicken geradeaus nach vorn.

3 Bleiben Sie in der Stellung, atmen Sie entspannt ein und aus, so lange, wie es Ihnen angenehm ist.

Wirkung ► Festigt eine Haltung des Mutes und der inneren Stärke, mobilisiert das Immunsystem

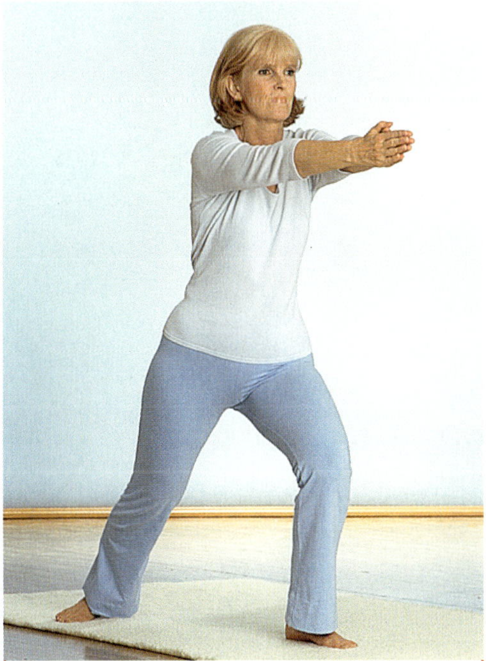

ICH BIN STARK!

Weit reichen die Arme nach vorne in ein zukünftiges Geschehen, während Sie sicher auf dem Boden stehen. Hier im Bild Schritt 2.

BEI PSYCHISCHEN SPANNUNGEN UND PROBLEMEN

Auch wenn wir es nicht immer wahrhaben wollen – zum Leben gehören auch die »schlechten Tage« – und sie sind oft lange Phasen, die uns gehörig beuteln. Zu Beginn erscheint eine solche Zeit oft nur wie eine kleine Krise, und noch fühlt man sich stark und ist sicher, sie gut zu bewältigen. Doch wenn es zu viel wird, schwinden meist auch die Kräfte. Man wird mutlos, müde und verzweifelt. Besonders, wenn solche Phasen in älteren Jahren auftreten, ist es eine große Leistung, das Leben zu meistern und zufrieden und ausgeglichen sein. Denn während man in jüngeren Jahren schnell einmal sagte: »Das mache ich später besser oder anders« und sich damit tröstete, ist es jetzt notwendig, die eigenen Möglichkeiten realistisch zu erkennen und das Beste aus ihnen zu machen.

Nutzen Sie dabei den großen Vorteil des Älterwerdens – die wachsende Selbsterkenntnis. Diese Yoga-Übungen sind hilfreich, um in guten Kontakt zu sich selbst zu kommen und zu spüren: »Ich trage alles, was ich brauche, in mir. Ich weiß, was zu tun ist.«

124 BILDER ATMEN

1. Konzentrieren Sie sich beim Einatmen darauf, was Sie zur Zeit besonders brauchen oder sich wünschen, zum Beispiel: Gelassenheit, Freude, Mut, Vertrauen, Geduld und so weiter.
2. Beim Ausatmen geben Sie vertrauensvoll ab, was Sie an Sorgen, Problemen oder Ängsten belastet. Machen Sie die Übung so lange, wie Sie sich gut damit fühlen.

Wirkung ► Löst psychische Spannungen und gibt bestimmten psychischen Qualitäten mehr Raum in Ihrem Leben

Mudra gegen Nervosität

Legen Sie die Kuppen von Daumen, Ringfinger und kleinem Finger aneinander. Die übrigen Finger bleiben gestreckt. Halten Sie die Mudra bei Bedarf fünf Minuten bis eine halbe Stunde oder als Kur dreimal täglich 15 Minuten.

Wirkung ► Beseitigt Müdigkeit, reduziert Nervosität, erhöht die Vitalität

YOGA BEI ZUCKER-KRANKHEIT

Die Diagnose Alters-Diabetes ist für so manchen zunächst ein Schock. Doch gerade die Zuckerkrankheit Typ II gehört zu den Erkrankungen, deren Verlauf Sie durchaus selbst steuern können.

Neben einer aktiven Überwachung der Blutzuckerwerte steht eine reduzierte und vollwertige Ernährung im Mittelpunkt dieser Bemühungen. Dafür müssen Sie vielleicht manche lieb gewonnene Gewohnheit aufgeben – aber Sie werden damit mehr Lebensqualität dazugewinnen.

SETZEN SIE IHRE ENERGIE EIN

Wichtigstes Element für das dauerhafte Erhalten Ihrer Vitalität aber ist Bewegung. Sie sorgt auf natürliche Weise für eine Senkung der Zuckerwerte, fördert die Durchblutung aller Körperteile und hat so entscheidenden Anteil am Eindämmen der nicht zu Unrecht gefürchteten Folgerkrankungen. Gerade für alle, die Sport nicht mögen, bietet Yoga zwei wirkungsvolle Übungen, die sehr positiv auf die betreffenden körpereigenen Energiebahnen wirken.

125 KÖNIGSÜBUNG BEI DIABETES

1 Sie sitzen auf dem Boden im losen Schneidersitz. Biegen Sie nun die Zunge an den Rändern hoch zu einem U. Atmen Sie durch den Mund ein und durch die Nase aus.

2 Atmen Sie einige Minuten so, auch wenn Ihre Zunge trocken wird. Strecken Sie nun Ihre Beine gerade vor sich aus, und lassen Sie sich auf Ihrer linken Ferse nieder.

3 Umfassen Sie mit beiden Händen die Zehen Ihres rechten Fußes. Ziehen Sie das Kinn ein, bis Ihre Wirbelsäule mit Ihrem Nacken eine gerade Linie bildet.

4 Atmen Sie tief ein und langsam aus. Halten Sie dann den Atem an, so lange es Ihnen möglich ist, und spannen Sie dabei die Muskulatur Ihres Beckens und unteren Bauchraums an.
5 Entspannen Sie die Muskeln wieder, und atmen Sie ein. Halten Sie wieder den Atem an, und spannen Sie auch die Muskeln von Becken und unterem Bauchraum wieder an.
6 Machen Sie die Übung ein bis drei Minuten lang. Dann wechseln Sie die Seite.
7 Sie sitzen weiterhin auf dem Boden. Legen Sie den rechten Fuß vor sich, und drehen Sie ihn so, dass Sie die Fußsohle ansehen. Massieren Sie nun die Bauchspeicheldrüsen-Reflexzone auf Ihrer Fußsohle. Sie liegt an der Innenseite der Sohle, etwa einen Zentimeter unter dem Fußballen.
Wirkung ► Wirkt über den Milz-Bauchspeicheldrüsen-Meridian und wird traditionell bei Zuckerkrankheit empfohlen

126 LÖST GESTAUTE ENERGIE

1 Sie knien auf dem Boden und lassen sich auf Ihre Fersen nieder. Verschränken Sie die Arme hinter dem Kopf, die Hände sind gefaltet. Drücken Sie die Ellbogen nach hinten.
2 Atmen Sie ein, und ausatmend beugen Sie sich nach vorne, bis Ihre Stirn den Boden berührt. Einatmend kommen Sie wieder hoch in die Ausgangsstellung, ausatmend beugen Sie sich wieder zum Boden.
3 Machen Sie die Übung so oft, wie es Ihnen angenehm ist.
Wirkung ► Wirkt über den Milz-Bauchspeicheldrüsen-Meridian und wird bei Zuckerkrankheit und Bauchspeicheldrüsen-Problemen empfohlen

FREUDE AN DER BEWEGUNG

Nehmen Sie diese Übungen als Ausgangspunkt für den Wandel in Ihrer Lebensführung. Sie verleihen Ihnen die notwendige Energie und Motivation, um sich an noch mehr Yoga-Übungen oder auch anderer Bewegung zu versuchen.

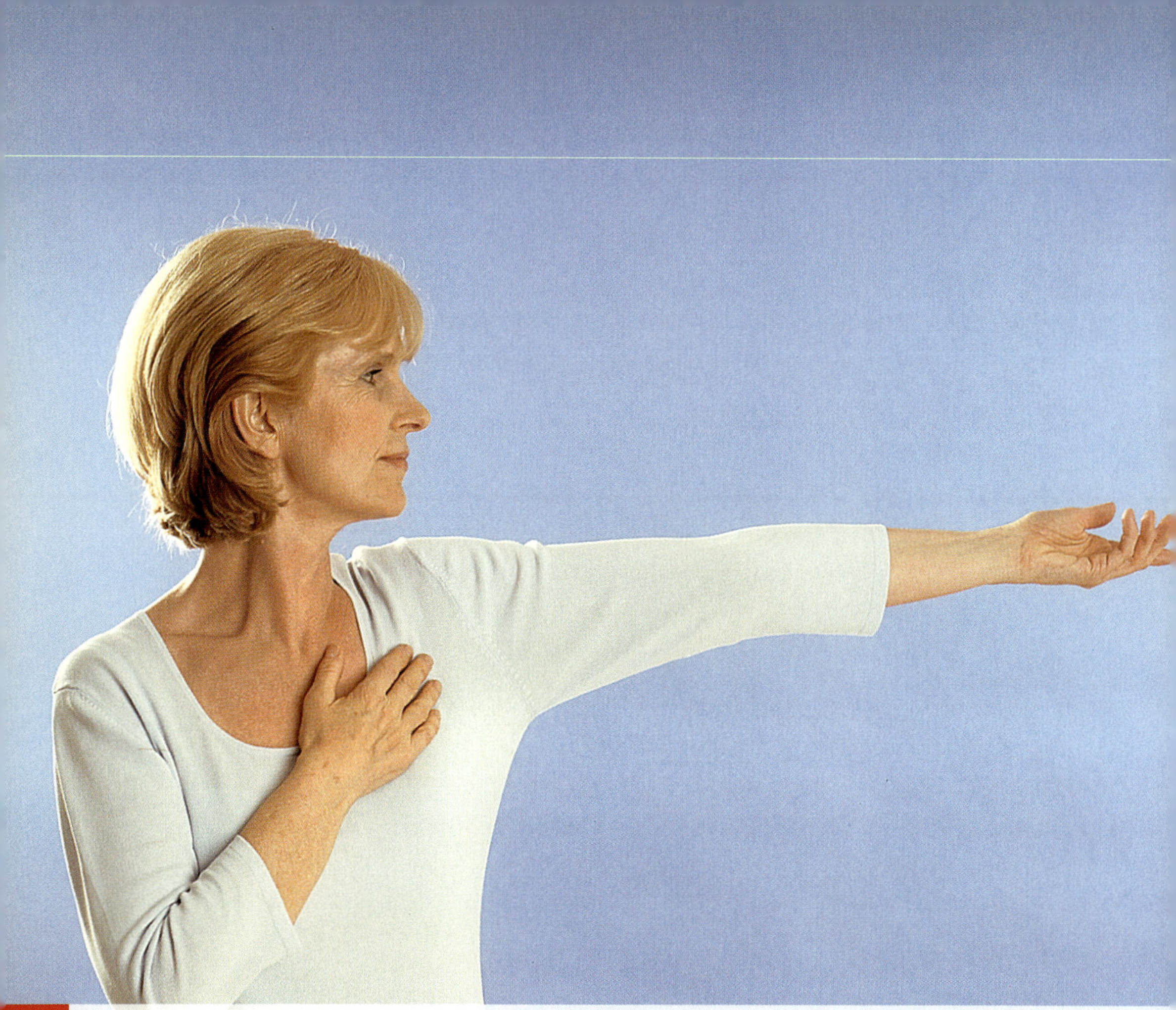

ANTI-AGING UND MEHR VITALITÄT

Zu den besten Anti-Aging-Maßnahmen gehören Yoga-Übungen. Ihre vorbeugende, stärkende und entspannende Wirkung ist so groß, dass amerikanische Ärzte sie seit langem ihren älteren Patienten verschreiben. Beginnen Sie noch heute damit, sich durch regelmäßige Yoga-Übungen Ihre Beweglichkeit zu erhalten und ein Fundament für Kraft und Selbstvertrauen zu schaffen.

DEM ALTER EIN SCHNIPPCHEN SCHLAGEN

Manchmal könnte man meinen, Altern sei eine Strafe in unserer Gesellschaft. Doch Menschen über 50 sind fitter, gesünder und unternehmungslustiger als jemals zuvor. Es liegt weitgehend an uns selbst, welche Bedeutung unser Alter für uns hat.

Heute geht man davon aus, dass man Alter unter drei verschiedenen Gesichtspunkten betrachten kann.

ALT IST NICHT GLEICH ALT

Zum einen gibt es das biografische Alter. Es sagt etwas darüber aus, wie viele Jahre und Tage seit Ihrer Geburt vergangen sind. Aber es sagt nichts darüber aus, wie gesund Sie sind, und wie jung Sie sich fühlen.
Zum zweiten gibt es das biologische Alter. Hier spricht man von so genannten Biomarkern, die zu den biologischen Kenndaten des Alterns gehören (→ Kasten).
Zum dritten spricht man vom psychologischen Alter, das angibt, wie alt Sie sich subjektiv fühlen. Diese drei Alter können gehörig voneinander abweichen. Sie können 50 Jahre alt sein, Ihre wesentlichen Biomarker bewirken, dass Sie einen Körper wie eine Fünfunddreißigjährige haben, und Sie können sich subjektiv wie eine Vierzigjährige fühlen. Andersherum können Sie 50 Jahre alt sein, einen Körper wie eine Sechzigjährige haben und sich vielleicht wie 70 fühlen.

WAS KÖNNEN SIE TUN?

Das biografische Alter kann man naturgemäß nicht mehr ändern. Aber Sie können die wichtigsten Messgrößen des biologischen und psychologischen Alters positiv beeinflussen. Interessant dabei ist, dass es schon reicht, wenn Sie zwei bis drei der Biomarker verbessern, und sich dies auch auf alle anderen auswirkt.
Drei Aspekte einer regelmäßigen Yoga-Praxis wirken positiv auf diese Faktoren:

- Die Wirbelsäule elastisch zu halten
- Die Gelenke jung zu halten
- Durch die Umkehrung der Schwerkraft mit bestimmten Übungen den Alterungsprozess umzukehren

Die wichtigsten Biomarker

- Sauerstoffaufnahmefähigkeit
- Hörvermögen
- Sehvermögen
- Blutdruck
- Blutzuckerspiegel
- Körperfett
- Cholesterinspiegel
- Knochendichte
- Hormonspiegel
- Muskelmasse
- Hautstärke
- Immunfunktion
- Antioxidantienkonzentration
- Stoffwechsel-Grundumsatz
- Kraft

UMKEHRSTELLUNGEN – GEHEIMNIS DER VERJÜNGUNG

Ihre Wirkung ist wunderbar, dabei sind Umkehrstellungen gar nicht geheimnisvoll, sondern ganz vertraute Bewegungen: Übungen wie die Kerze sind seit Kindertagen bekannt, und bei jedem Beugen nach vorne machen wir im Grunde nichts anderes.

So sehr uns unser aufrechter Gang Vorteile in der Evolution verschafft hat, so sehr gibt es auch einige Nachteile dieser Körperhaltung. Der Wirkung der Schwerkraft haben wir es mit zu verdanken, dass die Zellen und Blutgefässe unseres Gehirns im Laufe der Zeit flacher und kleiner werden, und dass die Spitzen unserer Lungenlappen zusammenfallen und nicht mehr ausreichend mit Sauerstoff versorgt werden. Die Organe unseres Bauchraums und insbesondere des Darms neigen dazu, zu erschlaffen. In unseren Beinen staut sich das Blut. Unser Körper besteht zu fast 80 Prozent aus Wasser, das ebenfalls der Schwerkraft unterliegt, und uns eher nach unten zieht als nach oben. Unser Herz und unser gesamter Blutkreislauf sind ständig damit beschäftigt, gegen die Schwerkraft anzukämpfen und auch unsere obere Körperhälfte ausreichend mit Blut zu versorgen. Bei Umkehrstellungen fließt das Blut ohne Anstrengung zum Herzen zurück und verringert den Druck in den Venen. Vielen gesundheitlichen Beschwerden wird so entgegengearbeitet.

Wirksames Anti-Aging

Stärker als alle anderen heute angebotenen Praktiken, die vorzeitiges Altern stoppen sollen, verjüngt Yoga den ganzen Körper.

SO WIRKEN UMKEHRSTELLUNGEN

Werden sie regelmäßig und über einen längeren Zeitraum ausgeführt, werden folgende positive Wirkungen auf unsere Gesundheit beobachtet:

- Verminderung des arteriellen Bluthochdrucks
- Linderung und Heilung von Verstopfung
- Stärkung des Herzens
- Stärkung der Hirnleistungsfunktionen, besseres Gedächtnis, erhöhte Konzentrationsfähigkeit
- Vertiefung der Atmung, Stärkung der Lungenfunktion
- Vermeidung oder Linderung von Krampfadern
- Entspannung
- Anregung der Schilddrüse und der Nebenschilddrüse
- Bessere Durchblutung der Nasennebenhöhlen und damit Stärkung der Widerstandskraft gegen Infektionen
- Bessere Durchblutung von Haut und Bindegewebe und dadurch verstärkter Anti-Aging-Effekt gegen schlaffe Hautpartien und Falten

VORSICHT

Es gibt Erkrankungen, bei denen die intensiveren Umkehrstellungen nicht praktiziert werden sollten. Dazu gehören: Grüner Star und Netzhautablösung, Ohrensausen, Schwindelanfälle, Zustand nach Herzinfarkt, akute Entzündungen im Kopfbereich, Migräne, Osteoporose, Epilepsie, starkes Übergewicht, behandlungspflichtiger Bluthochdruck, Neigung zu Blutgerinnseln, Zwerchfellbruch, Schleudertrauma, Peitschenschlagsyndrom oder starke chronische Nackenverspannungen.
In diesen Fällen empfiehlt es sich, zunächst mit einfachen Umkehrstellungen zu beginnen, bis die Beschwerden abklingen. Dazu gehören die beiden folgenden Übungen.

127 ALLES LOSLASSEN

Sie stehen aufrecht, die Beine leicht gegrätscht, die Knie locker.

1. Lassen Sie nun Ihren Oberkörper nach vorne sinken, so weit es geht. Die Arme baumeln locker nach unten, ebenso der Kopf. Der Nacken ist entspannt.
2. Bleiben Sie so lange in dieser Stellung, wie es Ihnen angenehm ist. Wiederholen Sie die Übung so oft wie möglich im Laufe eines Tages.

128 DIE BEINE HOCH LEGEN

1. Sie liegen auf dem Boden, nahe bei einer Wand oder einer geschlossenen Tür.
2. Rutschen Sie mit Ihrem Gesäß so nahe Sie können zur Wand beziehungsweise Tür hin. Legen Sie nun Ihre Beine hoch und stützen Sie sie an der Wand ab. Liegen Sie so oft und so lange Sie können in dieser Haltung.
3. Auch Variationen davon sind sinnvoll. Legen Sie so oft und so lange Sie können Ihre Beine hoch, so dass Ihre Beine und womöglich auch Ihr Beckenbereich höher liegen als Ihr Herz.

129 DIE RÜCKKEHR DES FRÜHLINGS

1. Sie stehen aufrecht, die Füße parallel in Schulterbreite. Ihre Arme hängen locker zur Seite herab. Ihr Blick ist geradeaus nach vorne gerichtet.
2. Beim Einatmen sinken Sie locker in Ihren Knien herab, der Oberkörper bleibt aufrecht.
3. Aus Ihren Knien heraus beginnen Sie nun mit einer wippenden Auf- und Ab-Bewegung Ihres ganzen Körpers. Die Fußsohlen bleiben dabei fest auf dem Boden aufgesetzt. Die Schultern sind entspannt und abgesenkt. Ihre Arme schwingen mit der Bewegung mit. Ihr Atem fließt natürlich, so wie er sich dem Rhythmus Ihrer Bewegung anpasst.
4. Wippen Sie insgesamt 164mal auf und nieder, wobei das Auf und Ab als jeweils eine Einheit zählt. Sie können die Übung einoder zweimal pro Tag machen.

Wirkung ► Durchblutet die Haut und verbessert ihren Stoffwechsel, löst Verklebungen und Verdickungen des Bindegewebes, wirkt Zellulitis entgegen, entgiftet den Organismus und regt das Immunsystem an, kurbelt den Kreislauf an, entspannt die gesamte Muskulatur in den Schultern, im Rücken und im Bauchgebiet, regt die Sexualfunktionen an, unterstützt Gewichtsabnahme

Vorsicht ► Ungeeignet während der Zeit starker Menstruationsblutungen

FÜR FORTGESCHRITTENE

Die folgenden Umkehrstellungen haben eine besonders belebende Wirkung und kurbeln Kreislauf und Stoffwechsel an.

130 DIE ZANGE, STEHEND

1 Sie stehen aufrecht, die Füße parallel. Atmen Sie tief ein und aus.

2 Heben Sie nun langsam Ihre Arme gestreckt über den Kopf, und strecken Sie die Handfläche gen Himmel. Schließen Sie die Augen, und atmen Sie mehrere Male tief ein und aus.

3 Beim Ausatmen lassen Sie die Arme gestreckt nach vorne sinken und beugen sich nach vorne, so weit es geht. Das Ziel ist, dass Sie mit Ihren Handflächen den Boden berühren. Die Knie bleiben gerade, Sie müssen Sie aber nicht zwanghaft durchdrücken. Das wird nur wenigen auf Anhieb gelingen.

4 Geben Sie nicht auf, üben Sie jeden Tag, ohne sich dabei anzustrengen. Sinken Sie mehr in diese Bewegung hinein als sie zu forcieren. Wenn Sie die ganze Hand auf den Boden legen können, gehen Sie noch ein Stück weiter und versuchen Sie, den Kopf in Richtung Knie zu bringen. Atmen Sie dabei stets ruhig ein und aus.

Wirkung ► Diese Übung hat eine starke Wirkung auf den gesamten Organismus. Wenn Sie sie richtig ausführen, wird Ihnen der Schweiß aus jeder Pore brechen, wobei sich Ihr Körper entsäuert und entgiftet. Vorzeitige Alterungsprozesse und das Eintrocknen der Zellen werden dadurch verhindert. Die Wirbelsäule wird gestärkt und geschmeidiger

131 DIE ZANGE, SITZEND

1 Sie sitzen auf dem Boden, die Beine sind gestreckt und zusammen, die Hände liegen neben den Schenkeln.

2 Beim Ausatmen beugen Sie sich nach vorne und lassen die Hände an Ihren Schenkeln entlang gleiten, wenn möglich, so weit, dass Sie Ihre Füße umfassen können. Doch forcieren Sie nichts. Bleiben Sie ein paar Atemzüge lang in dieser Haltung. Dann richten Sie sich langsam wieder auf.

DIE ZANGE IM SITZEN
Die Übung strengt den Körper an und aktiviert ihn enorm. Hier im Bild Schritt 2 – der Körper bildet einen vollkommenen Ring, was Erwachsenen erst nach einer gewissen Zeit gelingt.

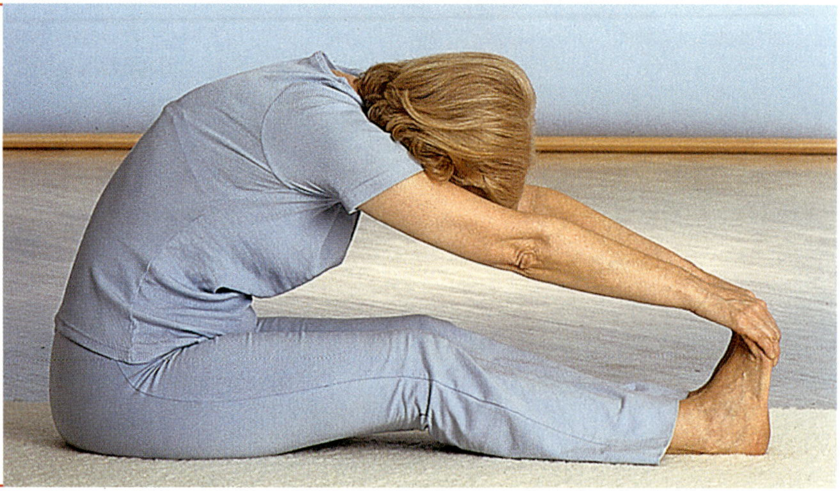

Jung, flexibel und kreativ sein

Nicht nur den Körper flexibel zu halten ist Ziel des Yoga, sondern ihn mit einem flexiblen und kreativen Geist zu verbinden. Viele eingefleischte Glaubenssätze und Überzeugungen stehen dagegen, dass wir auch in hohem Alter diese Qualitäten behalten und weiter kultivieren könnten. Das Sprichwort: »Was Hänschen nicht lernt, lernt Hans nimmermehr!«, ist nur ein Beispiel für die weit verbreitete Annahme, dass auch unsere biologische Beschaffenheit uns dazu verdammt, immer starrer und weniger lernfähig zu werden, je älter wir sind. Heute weiß man, dass dies nicht stimmt. Auch die Zellen des Gehirns sind außerordentlich dynamische Einheiten, die sich ständig erneuern. Sogar die Anatomie unseres Gehirns wird unaufhörlich modelliert. Täglich entstehen Tausende neuer Gehirnzellen. Und durch neue Denkweisen, durch unablässige neugierige Offenheit dem Leben gegenüber werden ständig neue Verbindungen zwischen den Gehirnzellen gebahnt. Wenn Sie Ihren Geist flexibel, jung und in Bewegung halten, wird auch Ihr Körper flexibel, beweglich und jugendlich bleiben können. Sich für etwas begeistern zu können, ständig neue Möglichkeiten zu kreieren für das eigene Verhalten, Raum für spontanes Handeln zu schaffen, sich an neue Bedingungen anzupassen und sich Spiel, Freude, Lachen und Humor zu bewahren – diese Eigenschaften sind der schönste Jungbrunnen, den wir kennen.

DURCHBLUTUNG FÖRDERN

Für das beste »Lifting«, das Sie ohne teure Cremes und Operationen beschaffen können, sorgt eine gute Durchblutung. Die Haut wirkt straffer und jugendlicher, und die Blutgefäße werden wirksam vor Arteriosklerose geschützt.

132 HAND VORM KOPF

1 Sie liegen auf dem Bauch, die Füße sind aufgestellt. Ihre rechte Hand liegt in der linken Hand und damit umfassen Sie Ihre Stirn, sodass die Hände ein Polster bilden.

2 Stemmen Sie nun die Unterarme gegen den Boden, und heben Sie Ihren Rumpf so hoch Sie können in einen Brückenbogen. Sie liegen nun praktisch auf Ihrem Kopf, Ihren Unterarmen und Ihren Zehenspitzen. Atmen Sie ein paar Mal tief ein und aus, dann lassen Sie sich wieder in die Ausgangsstellung zurücksinken.

Wirkung ► Verstärkte Durchblutung des Gehirns, stärkt die Muskulatur des Bauches und der Beine

133 GROSSE ENTSPANNUNGSÜBUNG

1 Setzen Sie sich auf den Boden, halten Sie den Rücken gerade, und strecken Sie die Beine vor sich aus.

2 Beugen Sie sich nun sehr langsam und achtsam nach vorne, so weit es Ihnen möglich ist. Umfassen Sie mit den Händen Ihre Füße oder Knöchel, je nachdem, wie weit Sie kommen. Der Kopf sinkt in Richtung Knie. Beugen Sie die Knie ein wenig, wenn Sie die Beine nicht gerade halten können. Atmen Sie ruhig und tief in alle Muskeln, und lockern Sie die Spannung von innen.

Wirkung ► Dehnt den Rücken, regt den Stoffwechsel an, verbessert die Haltung, fördert die Durchblutung

134 DAS RADFAHREN

1 Legen Sie sich flach auf den Rücken, die Arme parallel zum Körper, die Hände mit den Handflächen auf dem Boden. Heben Sie langsam die Beine so weit, bis sie einen rechten Winkel zum Boden bilden.
2 Stützen Sie Ihre Hände in die Taille, und stemmen Sie nun auch Ihr Gesäß und den unteren Teil des Rückens hoch zur Kerze.
3 Fahren Sie nun mit Ihren Beinen Rad in der Luft. Atmen Sie tief ein und aus, und machen Sie dies so lange, wie Sie es gut aushalten können. Dann lassen Sie sich langsam und sanft zurück in die Ausgangsstellung gleiten.
Wirkung ► Durchblutung des Gehirns, der Wirbelsäule und des Beckens, ebenso der gesamten Kopfregion wird angeregt, beginnender Haarverlust kann gestoppt werden, kräftigt die Muskulatur, dehnt und streckt die Wirbelsäule, fördert die Verdauung, Ausdauer und Durchsetzungskraft

135 DIE KERZE

1 Legen Sie sich mit ausgestreckten Beinen auf den Boden. Die Arme liegen locker an Ihrer Seite, die Handflächen zur Erde.
2 Heben Sie nun Ihre Beine, bis sie einen rechten Winkel zum Boden bilden, indem Sie vor allem Ihre Bauch- und Beinmuskulatur anspannen. Sie stützen sich dabei auf den Händen ab.
3 Dann stemmen Sie Ihre Arme in die Taille, die Daumen weisen zum Bauch. Die Ellbogen bleiben dicht am Körper. Mit Hilfe der Arme heben Sie jetzt auch Ihr Gesäß und den unteren Teil Ihres Rückens vom Boden ab.
4 Strecken Sie Ihre Beine kerzengerade aus. Ziehen Sie soweit wie möglich Ihr Gesäß dabei ein, und spannen Sie die Gesäßmuskeln an. Balancieren Sie sich aus, indem Sie sich mit den Händen noch ein wenig weiter oben an den Rippen abstützen und das Gesäß noch weiter einziehen. Strecken Sie nun auch noch Ihre Zehenspitzen.

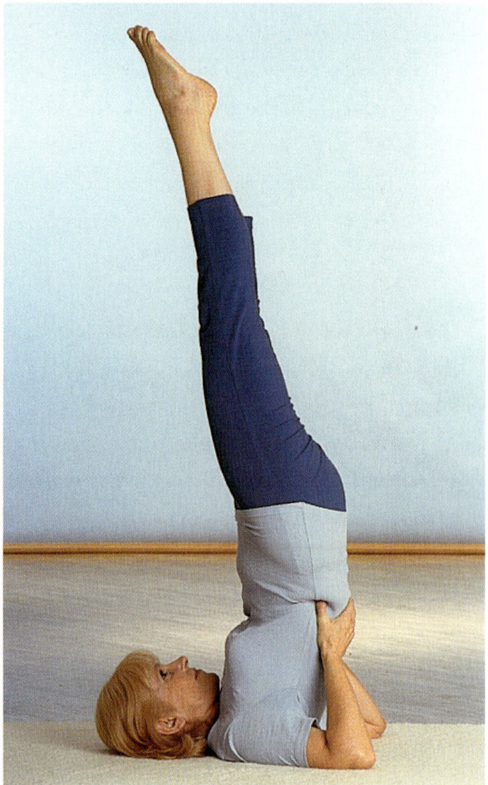

FAST KOPFSTAND – DIE KERZE
Für manche ist die Kerze eine besonders schöne Yoga-Übung, bei der Belastungen wie von selbst abfallen. Hier im Bild Schritt 4 – gestreckt bis in die Zehenspitzen.

Anti-Aging-Meditation

Wir altern zuerst im Kopf

Wenn wir glauben, »Ich werde jetzt alt, gebrechlich und hässlich!«, dann wird genau das so mit uns geschehen. Sie werden feststellen, dass Menschen, die mit 70 und 80 Jahren noch vital und jugendlich sind, sich wenig Gedanken über ihr Alter machen. Die bekannte Töpferin Beatrice Wood wurde zum Beispiel, als sie 100 Jahre alt war, von einem Journalisten gefragt, wie sie sich fühlen würde in diesem Alter, und sie antwortete: »Ich habe keine Antwort. Ihre Frage geht mich nichts an. Für Sie bin ich vielleicht 100, für mich bin ich 30. Ich habe keine Probleme damit.« Dies mag ein etwas extremer Fall sein, doch im Kern sagt er das Wesentliche aus: Wir sind so alt, wie wir uns fühlen.

Ein anderes Körpergefühl

Unser Körper ist keine Maschine, die unaufhaltsam verfällt und verschleißt. Er ist ein Beziehungsnetz aus Energie, Information und Intelligenz, der sich dynamisch mit seiner Umgebung austauscht und eine unglaubliche Fähigkeit besitzt, sich zu heilen, zu erneuern und ständig zu verändern. Die ersten Änderungen müssen also in unserem Kopf stattfinden. Beginnen Sie, sich als dieses Beziehungsnetz wahrzunehmen.

Eine gute Vorstellung

Sie begeben sich in Ihre bevorzugte Meditationshaltung. Schließen Sie die Augen. Entspannen Sie ein paar Minuten lang bewusst alle Stellen Ihres Körpers, in denen Sie noch Verspannungen verspüren. Atmen Sie tief durch die Nase ein und aus. Stellen Sie sich dann vor, wie Ihr Körper bei jedem Atemzug einen Strom von alten, verbrauchten Molekülen freisetzt. Beim Ausatmen verlassen diese Moleküle Ihren Körper. Beim Einatmen transportieren Sie neue Atome und Moleküle in Ihre Zellen. Stellen Sie sich insbesondere die Regionen Ihres Körpers vor, von denen Sie glauben, dass sie Ihre volle Aufmerksamkeit und Unterstützung bei der Erneuerung brauchen – ein Organ, das nicht ganz gesund ist, Ihre Haut, Ihr Bindegewebe, bestimmte Gelenke und so weiter. Denken Sie daran, dass in wenigen Wochen alle Zellen dieses Körperteils erneuert sein werden. Sagen Sie sich: »Mit jedem Atemzug erneuere ich mich und alle meine Körperzellen.« Machen Sie sich eine konkrete, lebhafte und sinnliche Vorstellung von Ihrem Körper, seinem Energiefluss und seiner ständigen Erneuerung. Bleiben Sie so lange in dieser Körpermeditation, wie es Ihnen angenehm ist.

5 Bleiben Sie so lange in der Stellung, wie es Ihnen angenehm ist, zu Beginn jedoch nicht länger als eine Minute. Steigern Sie langsam die Zeit auf bis zu drei Minuten. Atmen Sie tief und gleichmäßig ein und aus. Dann gleiten Sie langsam wieder zum Boden zurück.

Wirkung ► Durchblutung des Gehirns, der Wirbelsäule und des Beckens, reduziert das Gewicht, weil das Kinn gegen die Schilddrüse drückt und sie damit anregt, kräftigt das zentrale Nervensystem, reduziert Stress, regt die Funktion der Hormondrüsen an, lindert Kurzatmigkeit und Atemstörungen,

fördert die Verdauung, hilft bei Harnproblemen und Hämorrhoiden, mildert Krampfadern, wirkt verjüngend auf die Geschlechtsorgane, stärkt die Rückenmuskulatur, streckt die Wirbelsäule
Vorsicht ► Bei zu hohem oder zu niedrigem Blutdruck

136 DER PFLUG

1 Legen Sie sich flach auf den Rücken, die Hände parallel zum Körper mit den Handflächen zur Unterlage. Ziehen Sie nun Ihre Beine an, und heben Sie Ihr Becken von der Unterlage hoch, so dass Sie die Beine senkrecht über den Kopf hoch strecken können.
2 Lassen Sie sie weiter nach hinten sinken, bis die Zehen den Boden berühren. Wenn es Ihnen nicht möglich ist, dies mit gestreckten Beinen zu tun, können Sie sie auch anwinkeln.
3 Jetzt nehmen Sie auch Ihre Arme hinter den Kopf und strecken Sie auf der Unterlage aus. Bleiben Sie so lange in dieser Stellung, wie es Ihnen angenehm ist. Spüren Sie in die Stellen, die sich verspannt anfühlen, und atmen Sie in diese Verspannungen hinein, um sie von innen aufzulösen.
Wirkung ► Dehnt die Wirbelsäule und macht sie geschmeidig, regt den Kreislauf an, unterstützt die Tätigkeit der Schilddrüse, dehnt die Bauch- und Beinmuskulatur sowie den Nacken

137 DER HUND

1 Sie knien auf dem Boden. Die Arme sind gestreckt und in Schulterbreite leicht schräg nach vorne gestellt. Die Hände liegen mit gespreizten Fingern auf dem Boden auf. Achten Sie darauf, dass Ihre Unterlage rutschsicher ist, so dass Ihre Hände nicht weg gleiten können. Die Knie liegen etwas hinter Ihren Hüften hüftbreit auf dem Boden auf. Atmen Sie gleichmäßig ein und aus.
2 Ausatmend strecken Sie nun die Knie und heben das Gesäß in Richtung Decke. Die Arme und die Beine sind gestreckt. Ihr Körper bildet ein umgekehrtes V. Ihre Fersen berühren den Boden nicht. Pressen Sie

GELENKIG WIE EIN HUND
Verjüngt den gesamten Körper, löst Versteifungen in den Schultern und Gelenken sowie Verspannungen im Nacken, stärkt die Muskulatur der Beine und die Bauchmuskeln.

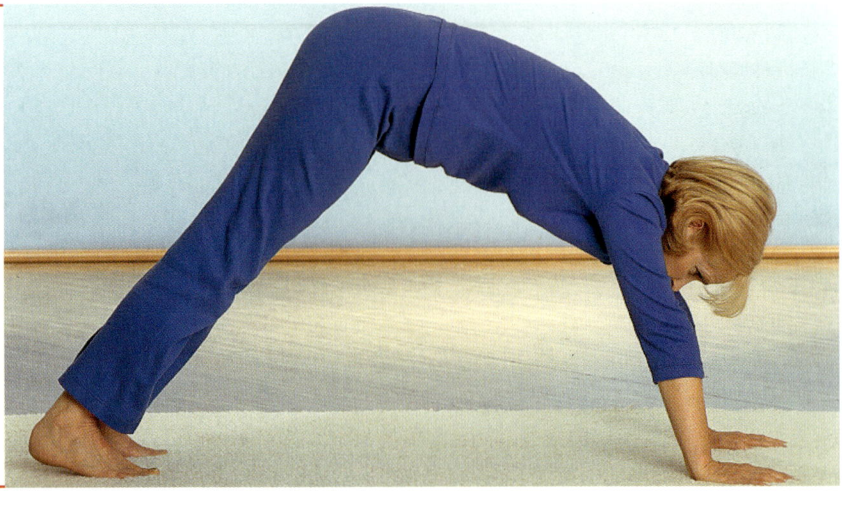

Ihre Hände tief in den Boden hinein, als ob Sie den Boden von sich wegstoßen möchten. Bleiben Sie einige Atemzüge lang in dieser Stellung.

3 Dann versuchen Sie, Ihre Fersen auf den Boden zu bringen, jedoch ohne Anstrengung.

4 Nach einigen weiteren Atemzügen sinken Sie zurück auf alle Viere, und setzen Sie sich dann auf Ihre Fersen. Lehnen Sie sich mit dem Oberkörper nach vorne, bis Ihre Stirn den Boden berührt. Ihre Arme liegen neben Ihrem Körper, die Hände weisen in Richtung Füße. Bleiben Sie eine Weile entspannt in dieser Haltung liegen.

138 DAS BRETT

1 Sie knien im Vierfüßlerstand auf einer rutschsicheren Unterlage.

2 Strecken Sie das rechte Bein nach hinten, setzen Sie den Fuß mit den Zehen auf der Unterlage auf. Dann strecken Sie das linke Bein ebenso nach hinten.

3 Heben Sie den gesamten Körper so hoch, dass Sie auf Ihren Armen und Ihren Zehen balancieren. Die Beine sind gestreckt. Die Schultern sind senkrecht über Ihren Armen.

4 Ziehen Sie das Kinn zur Brust, und spüren Sie die Dehnung Ihrer Nackenmuskeln.

5 Halten Sie diese Stellung drei tiefe Atemzüge lang. Dann sinken Sie mit den Knien wieder auf die Unterlage zurück. Wiederholen Sie die Übung noch zweimal.

Wirkung ► Kräftigt die Muskulatur in Armen und Beinen, baut Muskelmasse im Oberkörper auf, verbessert die Knochendichte, wirkt gegen Arthritis und Osteoporose

139 DER LÖWE

1 Sie knien auf einer Unterlage und lassen sich auf Ihre Fersen nieder. Der Oberkörper ist aufrecht.

2 Beugen Sie sich nach vorne, und stützen Sie sich mit ausgestreckten Armen vor Ihren Knien ab.

3 Strecken Sie die Zunge so weit wie möglich heraus. Brüllen Sie wie ein Löwe, so laut Sie können. Machen Sie die Übung so lange, wie es Ihnen Spaß macht.

Wirkung ► Festigt Bindegewebe und Muskulatur des Halses, öffnet die Kehle, trainiert die Atemwege, wirkt entgiftend und befreit von Spannungen

140 NATÜRLICH GELIFTET

1 Sie sitzen mit aufrechtem Rücken im Fersensitz auf dem Boden. Führen Sie Ihre Hände hinter dem Rücken zusammen und verschränken Sie die Finger ineinander. Der linke Daumen liegt an der Außenseite der rechten Hand, der rechte Daumen zwischen Daumen und Zeigefinger der linken Hand.

2 Heben Sie nun die gestreckten Arme hinter Ihrem Rücken so hoch, wie Sie können. Die Handflächen zeigen zum Rücken.

3 Bleiben Sie in dieser Haltung, so lange, wie es Ihnen angenehm ist. Achten Sie darauf, dass Ihre Gesichtszüge zu einem Lächeln entspannt sind. Lassen Sie Ihren Atem tief und natürlich fließen. Danach kehren Sie in die Ausgangsstellung zurück. Wiederholen Sie die Übung mindestens dreimal.

Wirkung ► Wirkt als natürliches Lifting, verbessert Blutzirkulation in den Wangen und dem ganzen Gesicht, strafft das Gewebe der Oberarme, weitet den Brustkorb

YOGA FÜR MEHR ZUFRIEDENHEIT

Im reichen Schatz des Yoga finden sich auch gezielte Wohlfühl-Übungen. Ob Sie Problemzonen zu Leibe rücken, Ihr sexuelles Empfinden steigern oder Ihre geistige Fitness in Schwung bringen wollen – hier werden Sie garantiert fündig.

Wussten Sie, dass sich John Lennon fast sein ganzes Leben lang zu dick fühlte? Und dass er erst sehr spät zu seiner Idealfigur fand? Sie sehen, selbst absolute Superstars sind nicht mit sich zufrieden. Wenn auch Sie schon lange einige Punkte haben, die Sie immer wieder ärgern und die dadurch Ihr Lebensgefühl beeinträchtigen, dann sind das zwar streng genommen keine Beschwerden oder Erkrankungen. Aber die ständig nagende Unzufriedenheit raubt Ihnen Lebensenergie.

Wenn Sie zum Beispiel nur insgesamt einfach straffer und schlanker werden möchten, dann sind Sie mit Yoga in jedem Fall auf dem richtigen Weg. Doch es gibt auch die Möglichkeit, bestimmte Yoga-Übungen gezielt einzusetzen, um der Figur eine schönere Silhouette zu geben.

FÜR DIE STRAFFUNG VON OBERSCHENKEL UND BAUCH

Bauch und Oberschenkel, an denen sich die Speckröllchen besonders wohl fühlen, können mit diesen einfachen Übungen wirkungsvoll bewegt werden. Die stärkere Durchblutung dieser Partien regt den Stoffwechsel an, und so nehmen Sie hier gezielt ab. Je regelmäßiger Sie üben, umso dauerhafter ist der sicht- und fühlbare Effekt. Unterstützen Sie ihn durch eine vollwertige Ernährung mit wenig Zucker und Fett, und trinken Sie reichlich Mineralwasser.

141 CANCAN IN DER LUFT

1. Sie liegen auf dem Rücken. Ziehen Sie die Beine an in Richtung Gesäß. Die Fußsohlen bleiben fest auf der Unterlage. Atmen Sie ein paar Mal tief ein und aus.
2. Beim nächsten Einatmen heben Sie das linke Bein in die Höhe, bis es senkrecht in die Luft ragt. Bleiben Sie für fünf Atemzüge in dieser Haltung.
3. Ausatmend senken Sie das Bein wieder ab und wechseln zum anderen Bein.

Wirkung ► Stärkt Bauchmuskulatur und strafft die Oberschenkel

142 FÜR DIE SCHÖNHEIT

1. Sie liegen auf dem Rücken. Ziehen Sie die Beine an in Richtung Gesäß. Die Fußsohlen bleiben fest auf der Unterlage. Atmen Sie ein, und heben Sie dabei den Kopf in Richtung Brust.
2. Beim Ausatmen pressen Sie das Kinn gegen die Brust und ziehen den Bauch ein in Richtung Rücken.
3. Beim Einatmen legen Sie sich wieder zurück in die Ausgangsstellung. Machen Sie diese Übung drei- bis fünfmal.

Wirkung ► Kräftigt die Bauchmuskulatur, dehnt und strafft die Hals- und Kinnpartie

143 DIE HALBE BRÜCKE

1 Sie liegen auf dem Rücken. Die Beine sind angezogen, die Fußsohlen auf dem Boden. Die Arme liegen neben dem Körper auf der Unterlage, die Handflächen zeigen zur Erde.

2 Atmen Sie jetzt ein, und heben Sie Ihr Gesäß so hoch wie möglich in die Luft. Bleiben Sie so lange in dieser Stellung, wie es Ihnen möglich und angenehm ist. Atmen Sie dabei tief und gleichmäßig ein und aus. Dann lassen Sie sich langsam wieder in die Ausgangsstellung zurücksinken.

Wirkung ► Strafft die Oberschenkel, stärkt die Rückenmuskulatur und die Muskeln im Beckenboden, dehnt den Nacken und den Brustkorb, entstaut die Blutgefäße des Beckenbodens

144 AUS DEM BODENPROGRAMM DER MODELS

1 Sie liegen auf dem Rücken. Die Hände liegen neben dem Körper, die Handflächen zeigen zur Erde. Atmen Sie ein, heben Sie die Beine gestreckt nach oben und spreizen Sie sie leicht auseinander, als wollten Sie einen großen Ball dazwischen halten.

2 Beim Ausatmen kreuzen Sie die Beine übereinander, ohne dass sie sich berühren, und zwar mehrere Male nach jeder Seite hin. Dann lassen Sie die Beine wieder langsam in die Ausgangsstellung zurücksinken.

Wirkung ► Kräftigt die Bauchmuskulatur und die Oberschenkel

145 FÜR EINEN SCHÖNEN GANG

1 Sie stehen aufrecht, die Arme hängen locker herab. Atmen Sie nun ein, und erheben Sie sich auf die Zehenspitzen. Dabei heben Sie Ihre Arme nach vorne zur Waagerechten.

2 Beim Ausatmen beugen Sie die Knie und gehen langsam mit dem Körper nach unten, so weit es Ihnen möglich ist. Bleiben Sie dabei immer im Zehenstand. Atmen Sie ein paar Mal tief ein und aus. Spannen Sie dabei Ihre Gesäßmuskeln an.

3 Danach richten Sie sich langsam wieder auf. Wiederholen Sie die Übung drei- bis fünfmal.

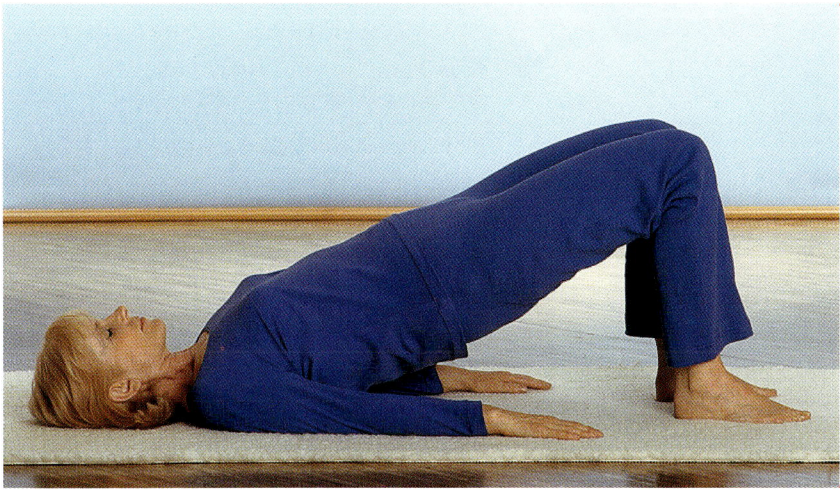

DIE HALBE BRÜCKE

Die halbe Brücke ist wesentlich einfacher als eine ganze Brücke. Doch auch so kann die Übung ihre gute Wirkung entfalten. Hier im Bild Schritt 2 bei ruhiger, gleichmäßiger Atmung.

Wirkung ► Dehnt und streckt die Oberschenkel- und die Gesäßmuskulatur, fördert das Gleichgewicht

146 FÜR SCHLANKE OBERSCHENKEL

1 Sie liegen auf dem Bauch, die Beine gestreckt. Beugen Sie nun Ihren linken Fuß in Richtung Gesäß, und umfassen Sie ihn mit der linken Hand.

2 Beim Ausatmen drücken Sie den Fuß gegen Ihr Gesäß. Machen Sie dies mehrere Male hintereinander. Dann wechseln Sie die Seite.

Wirkung ► Dehnt und streckt die Oberschenkelmuskulatur

GEGEN RUNDRÜCKEN

Mollig zu sein, ist eine Sache. Dies durch eine schlechte Haltung verstecken zu wollen, ist zwar menschlich und oft zu beobachten. Doch Sie erreichen mit einem Rundrücken und hängenden Schultern nicht, dass Ihr Bauch verschwindet, sondern dass Sie besonders erschlafft aussehen. Richten Sie sich auf - und Sie wirken sofort schlanker! Mit den folgenden zwei Yoga-Übungen geht Ihnen eine aufrechte Haltung in Fleisch und Blut über.

147 RICHTEN SIE SICH AUF

1 Sie knien auf dem Boden und setzen sich auf Ihre Fersen. Falten Sie die Hände hinter dem Rücken. Sitzen Sie aufrecht und atmen Sie tief ein.

2 Beim Ausatmen beugen Sie sich nach vorne, bis Ihre Stirn den Boden berührt. Die Arme ziehen Sie dabei in die Höhe, so dass sie möglichst senkrecht zur Decke weisen. Bleiben Sie einige Atemzüge lang in dieser Stellung, dann richten Sie sich langsam wieder auf. Machen Sie die Übung mehrmals hintereinander.

Wirkung ► Gegen Rundrücken, entspannt die Schultermuskulatur

148 DEN RÜCKEN VOLLKOMMEN ENTSPANNEN

1 Sie benötigen drei Decken und ein Handtuch. Rollen Sie eine Decke so zusammen, dass Sie sie in Ihren Rückenbereich oberhalb der Taille legen können. Ein zusammengerolltes Handtuch dient als Stütze in Ihrem Nackenbereich. Eine weitere zweifach gefaltete Decke liegt unter Ihren Schultern. Die dritte zusammengerollte Decke legen Sie sich unter Ihre Knie.

2 Sie liegen nun auf dem Rücken und spüren, ob alle Teile des Körpers optimal entspannt sind. Falls Sie noch irgendwo Verspannungen haben, ändern Sie die Position so lange, bis es sich angenehm anfühlt.

3 Liegen Sie so lange, wie es Ihnen angenehm ist, und atmen Sie tief und entspannt ein und aus.

Wirkung ► Gegen Rundrücken, dehnt und entspannt die Muskeln des Rückens, des Brustkorbs und des Bauchraums

FÜR EINE ERFÜLLTE SEXUALITÄT

Sexualität ist ein wesentlicher Bestandteil eines Lebens, das glücklich und zufrieden macht. Doch selbst die leidenschaftlichste Liebe kann im Lauf der Jahre zur Routine werden oder immer mehr einschlafen. Warten Sie nicht einfach ab, ob Ihr Partner die Initiative ergreift. Wecken Sie Ihren Körper wieder auf.

149 DER KREBS

1 Setzen Sie sich auf den Boden. Winkeln Sie die Beine an und legen Sie Ihre Fußsohlen aneinander.

2 Dann fassen Sie mit den Armen unter den Unterschenkeln hindurch zu den Füßen und umfassen diese mit Ihren Händen. Atmen Sie ruhig und tief in alle Stellen hinein, an denen Sie Spannungen verspüren.

Wirkung ► Dehnt den Rücken und erhöht dadurch die Beweglichkeit, gute Durchblutung aller Becken- und Geschlechtsorgane

150 PULSIERENDES LEBEN SPÜREN

1 Sie knien auf dem Boden, die Beine etwa schulterbreit auseinander. Lassen Sie sich nun zwischen Ihren Fersen auf dem Boden nieder. Wenn Sie Probleme mit den Knien haben, legen Sie sich eine gefaltete Decke darunter und außerdem ein Kissen unter Ihr Gesäß.

2 Beim Einatmen erheben Sie sich etwa zehn Zentimeter von der Unterlage hoch, Beim Ausatmen lassen Sie sich vorsichtig wieder herunter.

3 Machen Sie die Übung so rhythmisch und schnell, wie Sie können, und so oft hintereinander, wie Sie mögen.

Wirkung ► Stärkt die Oberschenkelmuskulatur, fördert die Durchblutung im Unterleib und in den Geschlechtsorganen, vor allem durch die rhythmische Berührung mit dem Boden bzw. Kissen und ist auch geeignet, unterdrückte Sexualität zu befreien

Mudra für sexuelle Energie

Für Frauen: Verschränken Sie Ihre Finger ineinander, so dass der linke Daumen über dem rechten Daumen liegt. Drücken Sie den rechten Daumen leicht mit Ihrem linken Daumen. Für Männer liegt der rechte Daumen über dem linken Daumen, der mit dem rechten Daumen leicht gedrückt wird.

Wirkung ► Konzentriert die sexuelle Energie im zweiten Chakra und lenkt sie in die höheren Chakren, harmonisiert die Hormondrüsen, schenkt Lust und geistige Frische

151 DAS SCHAUKELBOOT

1 Sie liegen auf dem Bauch. Greifen Sie mit den Händen nach hinten zu den Füßen, und umfangen Sie Ihre Knöchel.

2 Ziehen Sie sich nun mit den Beinen und dem Rumpf so weit nach oben wie möglich. Atmen Sie ruhig und tief ein und aus. Mit dem Zug, den Sie ausüben, entsteht von selbst eine sanfte Schaukelbewegung.

Wirkung ► Wirkt anregend und wohltuend auf die Sexualorgane, fördert die Nieren- und Blasentätigkeit

152 VIEL ENERGIE IM UNTERLEIB

1 Sie liegen flach auf dem Rücken, die Arme entspannt neben Ihrem Körper.

2 Beim Einatmen heben Sie die Beine nach oben, bis sie einen Winkel von 90 Grad zum Boden bilden. Spannen Sie dabei die Muskeln Ihres Beckens und Ihres unteren Bauchbereichs an.

3 Beim Ausatmen senken Sie die Beine wieder herunter und entspannen Ihre Muskeln.

Wirkung ► Stärkt die Oberschenkelmuskulatur, fördert die Durchblutung der Unterleibs- und Geschlechtsorgane

Sorgen und Ängste lindern

Während es völlig normal ist, angesichts von Problemen einmal seelisch »durchzuhängen«, so sollte man doch die Warnzeichen einer Depression beachten, die der Behandlung und Betreuung durch Fachleute bedarf. Zu diesen Symptomen gehören Appetitlosigkeit, Teilnahmslosigkeit, Desinteresse und stärkere Schlafstörungen. Leiden Sie dagegen an einer depressiven Verstimmung, können Yoga-Übungen Ihnen wieder mehr Zuversicht schenken.

153 Spannungen abschütteln

1 Sie liegen flach auf dem Rücken, die Arme entspannt an Ihrer Seite, die Handflächen nach unten.

2 Heben Sie nun Ihr Gesäß etwa zehn Zentimeter hoch, so dass Sie nur noch auf den Fersen aufliegen. Lassen Sie es sanft zurück auf die Unterlage fallen. Oberkörper, Schultern und Kopf bleiben auf dem Boden.

3 Wiederholen Sie diese Bewegung in so schnellem Rhythmus, wie es Ihnen möglich ist. Machen Sie die Übung so lange, wie Sie es als angenehm empfinden.

Wirkung ► Stärkt das Nervensystem, behebt Anspannung und innere Unruhe, lockert verspannte Muskulatur im Bauchraum

Mudra gegen Depressionen

Legen Sie beide Hände auf die Oberschenkel. Legen Sie die Spitze Ihrer Daumen an die Wurzel der kleinen Finger. Atmen Sie ein und schließen Sie die übrigen vier Finger langsam über den Daumen. Halten Sie den Atem an und hören Sie siebenmal innerlich die Silbe OM vorwiegend in Ihrem rechten Ohr. Atmen Sie aus, ziehen Sie dabei die Bauchdecke kräftig nach innen und öffnen Sie die Hände wieder. Stellen Sie sich dabei vor, dass alle Ängste, Sorgen und depressiven Verstimmungen Sie verlassen.
Wiederholen Sie die Übung sieben- bis 49-mal.

154 Ängste wegatmen

1 Sie sitzen aufrecht auf einem Stuhl. Dann beugen Sie sich gerade nach vorne und stützen sich mit Ihren Unterarmen auf den Oberschenkeln ab. Atmen Sie tief, aber ruhig ein.

2 Beim Ausatmen, das länger ist als das Einatmen, erlauben Sie sich ein tiefes Stöhnen. Dabei stellen Sie sich vor, dass alle Sorgen, alle Spannungen und Belastungen von Ihnen abfallen. Kleine Atempausen am Ende der Ausatmung sind natürlich.

3 Zum Schluss dehnen und strecken Sie sich nach allen Seiten und lassen ein langes, genüssliches Gähnen zu.

Wirkung ► Löst psychische Spannungen, hilft bei Ängsten und Depressionen

155 Den Lebensatmen spüren

1 Sie sitzen im losen Schneidersitz oder einer anderen Meditationshaltung.

2 Atmen Sie in drei Teilen ein und in einem Teil aus, alle Teile sind gleich lang. Also: Ein, ein, ein, aus – ein, ein, ein, aus usw. Machen Sie die Übung so lange, wie es Ihnen angenehm ist.

Wirkung ► Füllt die Lungen stark mit Luft, und den Körper mit Energie. Traditionelle Übung gegen Depressionen

156 NEUES FEUER IM KOPF

1 Sie knien auf dem Boden und lassen sich auf Ihre Fersen nieder. Ihre Hände liegen auf den Oberschenkeln, die Wirbelsäule ist gerade aufgerichtet.
2 Beugen Sie den Kopf nach vorne, und drücken Sie Ihr Kinn gegen die Brust.
3 Atmen Sie mindestens eine Minute lang im schnellen Rhythmus des Feueratems (→ Seite 40) ein und aus.
Wirkung ► Sammelt Energie im Kopf an, traditionelle Übung zur Stärkung des Gedächtnisses

157 DIE KRIEGERIN/ DER KRIEGER

1 Sie stehen aufrecht, die Füße parallel, die Fußknöchel berühren sich. Ihre Hände sind in Gebetshaltung vor der Brust gefaltet.
2 Beim Ausatmen grätschen Sie die Beine so weit Sie können, aber so, dass Sie noch einen guten Stand haben. Strecken Sie die Arme seitlich vom Körper waagerecht auf eine gerade Linie mit den Schultern aus. Die Handflächen zeigen nach unten. Die Schultern sind abgesenkt.
3 Beim Einatmen drehen Sie den rechten Fuß um 90 Grad nach rechts, der linke geht um etwa 20 Grad mit nach rechts. Der Oberkörper und die Hüften zeigen weiter nach vorne. Den Kopf drehen Sie zur rechten Seite, so dass Sie über Ihren ausgestreckten Arm hinweg einen Punkt so weit weg wie möglich von Ihnen fixieren.
4 Beim Ausatmen beugen Sie das rechte Knie, bis der Oberschenkel parallel zum Boden und das Knie senkrecht über dem Fußknöchel steht. Dehnen Sie die rückwärtigen Muskeln Ihres linken Beins. Strecken Sie die Arme und Hände so, als würde man von beiden Seiten an ihnen ziehen.
Wirkung ► Fördert Konzentration, Gleichgewicht und Ausdauer, stärkt die Muskulatur in den Beinen, im Rücken und im Bauch, schenkt Mut und geistige Stärke

Zur Stärkung des Gedächtnisses

Gewöhnen Sie sich an, Ihr Gedächtnis ganz bewusst zu trainieren. Das ist gar nicht schwer und kostet auch nicht viel Zeit. Denken Sie sich dazu selbst kleine Übungen aus, mit denen Sie gespeichertes Wissen und Lebenserfahrungen abfragen. Hier einige Anregungen:

- Wie hießen die Mitschüler Ihrer Abschlussklasse?
- Wie viele Staaten der USA kennen Sie namentlich?
- Wie hießen die Urgroßeltern mit vollständigem Vornamen?
- Wo waren Sie schon überall in Urlaub – wissen Sie noch, wie die Hotels hießen?

Fragen Sie sich auch immer wieder berufliches Wissen ab, wiederholen Sie Namen von Geschäftspartnern. Versuchen Sie sich Preise und Börsenkurse zu merken.
Dieses Mudra unterstützt Sie beim Training Ihres Gedächtnisses:
Sie legen alle Fingerspitzen beider Hände aneinander. Die restlichen Finger und die Handflächen bleiben auseinander. Halten Sie die Mudra bei Bedarf so lange, wie Sie möchten.
Wirkung ► Hilft, sich an etwas zu erinnern, einen roten Faden wieder zu finden, stärkt das Gedächtnis, vertieft die Atmung

MIT YOGA DIE LEBENS-ENERGIE ERHALTEN

Die Vorstellung, dass im Kosmos männliche und weibliche Energie vorhanden ist, bildet nur einen kleinen Teil der östlichen Gedankenwelt. Philosophie und Religion im Osten sind sehr vielschichtig.

Yoga wurzelt gedanklich in Heiltraditionen, die Gesundheit und Krankheit etwas anders betrachten, als wir im Westen es gewohnt sind. Die östlichen Körpertechniken und Disziplinen wie das Yoga gehen davon aus, dass Körper, Geist und Seele verschiedene, aber eng miteinander verbundene Manifestationen eines Ganzen, des Menschen, sind. Der Mensch wiederum ist in etwas Größeres eingebunden. Das Tor, durch das wir in Verbindung mit uns selbst, mit unserer Seele und mit diesem größeren Ganzen treten können, ist der Körper. Daher spielen Körpertechniken wie Yoga, Tai Ji, Qi Gong und Ähnliches auch so eine große Rolle in der Heiltradition des Ostens und im täglichen Leben der Menschen. Sie sind gelebte Philosophie, die den Alltag prägt.

IN KONTAKT MIT DER EIGENEN LEBENSENERGIE KOMMEN

Die Ziele von Yoga unterscheiden sich deutlich vom üblichen Sport oder der Fitness aus dem Studio. Im Yoga kommt es an auf

- Innere Achtsamkeit
- Einen freien Energiefluss
- Körperbewusstsein
- Langsames Üben

Um den Alterungsprozess des Körpers zu verlangsamen, üben wir uns im Yoga darin, auf die Signale des Körpers zu achten. Erspürte Verspannungen und Schmerzen werden von innen heraus mit Hilfe des Atems und der bewussten Lenkung der Aufmerksamkeit gelöst.

Anregung durch Yoga

Yoga regt den Fluss der Energie an, entstaut ihn und lenkt ihn in seine natürlichen Bahnen. Yoga-Stellungen setzen Energie in unserem Nervensystem und in unseren Hormondrüsen frei. Deswegen werden die Übungen auch immer als sehr belebend, erfrischend und vitalisierend empfunden. Die meisten Yoga-Praktizierenden berichten, dass ihr tägliches Übungsprogramm ihnen ihre volle Lebensenergie zurückgegeben hat und dass Yoga Spaß, Freude und Zufriedenheit mit sich und ihrer Umwelt entscheidend fördert.

Kraftvoll bis ins hohe Alter

Gerade wenn wir älter werden, gewinnt es an Bedeutung, in Bewegung zu bleiben, den Körper fit zu halten und achtsam mit sich selbst umzugehen. Wenn wir nichts dagegen tun, verfällt der Körper: »Wer rastet, der rostet«, sagt der Volksmund.

Den Körper stärken

Ein Körper, der sich mit Yoga stärkt, ist wie eine Festung, die ihre Verteidigungskraft aufrecht erhält und keine Feinde hinein lässt. Mit der Yoga-Praxis können wir diese Verteidigungskraft auf höchstem Niveau erhalten. Tägliches Üben mit Umkehrstellungen, tiefen Atemzügen, Entspannung und Meditation hält gesund und bei guter Laune.

Yoga verbessert die Haltung, und das fördert die Gesundheit entscheidend. Denn eine chronisch schlechte Haltung beeinträchtigt den Blutkreislauf und den Energiefluss in allen Organen. Die normale Beweglichkeit und das gesunde Ausmaß der Bewegung in den Gelenken werden wieder hergestellt oder erhalten. So wird bis ins hohe Alter die Funktionstüchtigkeit und Unabhängigkeit im Alltag bewahrt. Für die individuelle Lebensqualität ist das von unschätzbarer Bedeutung! Alte Menschen, die voller Energie und in guter Verfassung am Leben teilnehmen, sind Ermutigung und Freude für alle.

KUNDALINI-YOGA

Etwa 85 Prozent aller Menschen, die weltweit Yoga praktizieren, sind Frauen. Yoga kommt den weiblichen Bedürfnissen nach einer gesunden Lebensführung, persönlicher Weiterentwicklung und Erhaltung von Schönheit und Jugend besonders entgegen.

Neben Hatha-Yoga ist besonders Kundalini-Yoga für Frauen interessant. Die Übungen im Kundalini-Yoga sind darauf ausgerichtet, den Energiefluss im Körper in besonderer Weise anzuregen.
Bevor Sie in der folgenden Übungs-Sequenz eigene Erfahrungen mit der Wirkung machen können, soll ein kurzer, stark vereinfachter Einstieg in die zugrunde liegende, ursprüngliche Vorstellungswelt die Ziele und den Sinn der Übungen noch weiter erhellen.

ENERGIEARBEIT

Die Vorstellung, dass im Menschen, in der gesamten Natur und im Universum verschiedene Energie herrscht, ist im ganzen asiatischen Raum bis heute sehr lebendig. Ayurveda, Akupunktur, Akupressur, aber auch Tai Ji, Qi Gong und andere Körpertherapien sollen blockierte Energien befreien und so einen ungehinderten Fluss der Energie bewirken.
Im tantrischen Yoga hat sich die Vorstellung entwickelt, dass es eine weibliche und eine männliche Energie gibt. Diese Energien sind nicht nur im ganzen Kosmos wirksam, sondern auch im Körper jedes einzelnen Menschen.
Die weibliche, kosmische Energie (Shakti) ruht bei Frauen am Beckenausgang. Ziel der Yoga-Übungen im Kundalini-Yoga ist es, diese Energie zu wecken.
Sie wird von dort durch die Chakren nach oben geleitet, um sich mit der Shiva genannten männlichen Energie oberhalb des Scheitels zu vereinigen.
Das Wort Kundalini ist Sanskrit und bedeutet Schlange. Wenn es Ihnen angenehm ist, können Sie sich also während der Übungen vorstellen, dass Shakti, Ihre weibliche Energie, geschmeidig wie eine Schlange nach oben gleitet.

EIN WORT ZUM ÜBEN

Die folgende Übungsreihe eignet sich als eigenständige, gesonderte Übungsreihe, die Sie in Ihre tägliche Praxis aufnehmen können.
Es hat sich jedoch auch bewährt, vor dem Kundalini-Yoga einige Übungen aus dem Hatha-Yoga zu machen, die sich zur Zeit für Ihr persönliches Wohlbefinden am besten eignen.

RICHTIG ATMEN

Ihre Besonderheit erhalten die Übungen durch das intensive Atmen. Machen Sie deshalb Kundalini-Übungen erst, wenn Sie schon einige Erfahrung mit dem Atmen, und vor allem mit dem Feueratem (→ Seite 40) haben.
Es darf Ihnen beim Üben in keinem Fall schwindlig werden. Brechen Sie dann ab, atmen Sie ruhig und versuchen es ein andermal von Neuem.

158 AUS DEM KUNDALINI-YOGA

Beginnen Sie auch hier mit der Übung »Anfangen«. Dann folgt der erste Übungszyklus.

In Bewegung kommen

1 Sie liegen auf dem Rücken, die Beine nebeneinander, so dass sich die Knöchel berühren, die Arme neben dem Körper mit den Handflächen zur Erde.

2 Bringen Sie nun die Beine gestreckt nach oben. Strecken Sie Ihre Zehen, heben Sie den Kopf, und schauen Sie Ihre Füße an.

3 Dann beginnen Sie mit dem Feueratem (→ Seite 40), und atmen Sie 54mal, wobei Sie jeden Atemzug zählen. Dann legen Sie sich wieder flach auf den Boden und atmen ein paar Mal tief ein und aus.

Je nachdem, in welchem Winkel zum Boden Sie Ihre Beine anheben, wirkt diese Übung auf unterschiedliche Organe:

Bei 10 Grad auf die Geschlechtsorgane

Bei 30 Grad auf den Solarplexus und das vegetative Nervensystem

Bei 60 Grad auf die Leber und die Milz

Bei 90 Grad auf den Kopfbereich

4 Jetzt ziehen Sie Ihre Knie in Richtung Bauch und umfassen sie mit Ihren Armen. Heben Sie auch den Kopf, und bringen Sie Ihre Nase in Richtung Knie.

5 Beginnen Sie mit dem Feueratem (→ Seite 40), und zählen Sie bis 54.

Langsam beginnen

Setzen Sie sich jetzt aufrecht in den losen Schneidersitz (→ Seite 46) auf ein Kissen oder eine zusammengefaltete Decke.

1 Strecken Sie Ihre Arme nach oben über Ihren Kopf, machen Sie eine Faust und strecken Sie den Daumen auch zur Decke.

2 Dehnen Sie sich ganz in diese Haltung nach oben, und lassen Sie während der gesamten Übung nicht locker.

3 Beginnen Sie mit dem Feueratem, und zählen Sie bis 54. Dann lassen Sie Ihre Arme wieder locker nach unten sinken.

Machen Sie eine kleine Pause von ein paar Atemzügen.

Den richtigen Rhythmus finden

1 Grätschen Sie nun die Beine möglichst weit auseinander.

2 Bringen Sie Ihre Arme senkrecht über Ihren Kopf.

3 Dann führen Sie sie gestreckt hinunter zu Ihrem linken Fuß, richten sich wieder auf zur Mitte, führen sie zu Ihrem rechten Fuß und richten sich wieder auf zur Mitte.

Während Sie sich nach vorne und unten beugen, atmen Sie aus, während Sie sich zur Mitte aufrichten, atmen Sie ein. Machen Sie die Übung mindestens siebenmal.

Strecken

1 Sie sitzen wie bei der Übung vorher mit gegrätschten Beinen. Dieses Mal beugen Sie den Oberkörper in der Mitte zwischen Ihren Beinen nach unten in Richtung Boden, während sich der linke Arm zu Ihrem linken Fuß und der rechte Arm zu Ihrem rechten Fuß bewegt.

2 Dann richten Sie sich wieder auf zur Mitte und beugen sich danach erneut nach vorne, mit beiden Armen zu den jeweiligen Beinen und Füßen.

3 Beim Einatmen richten Sie sich auf, beim Ausatmen beugen Sie sich nach vorne. Machen Sie auch diese Übung mindestens siebenmal. Danach Pause.

Im schnellen Rhythmus

Sie setzen sich wieder in den losen Schneidersitz.

1 Legen Sie Ihre rechte Hand um Ihren linken Fußknöchel, Ihre linke Hand um Ihren rechten Fußknöchel. Sitzen Sie aufrecht.

2 Beginnen Sie dann mit einer Wippbewegung mit dem Oberkörper nach vorne, die Schultern werden dabei zurückgenommen, der Kopf wird nach vorne und oben gereckt, so dass die Hals- und Kinnpartie gestreckt ist. Dabei atmen Sie ein. Beim Ausatmen sinken Sie zurück, machen den Rücken rund und senken das Kinn zur Brust. Bewegen Sie sich schnell und rhythmisch, und zählen Sie dabei bis 54. Danach machen Sie wieder eine kurze Pause.

3 Setzen Sie sich jetzt in den Kamelsitz auf die Knie. Legen Sie sich eine gefaltete Decke unter die Knie, so dass sie nicht schmerzen, und packen Sie ein Kissen zwischen Ihre Beine, auf das Sie sich niederlassen können.

4 Legen Sie Ihre Hände auf die Oberschenkel, und wiederholen Sie die gleiche Übung wie zuvor 54mal, danach sitzen Sie ein paar Atemzüge ruhig da.

Kreiseln

1 Heben Sie nun die gestreckten Arme seitwärts hoch, so dass sie in gerader Linie zur Schulter sind. Dann winkeln Sie sie ab und legen Ihre linke Hand auf die linke, Ihre rechte Hand auf die rechte Schulter. Die Daumen weisen dabei nach hinten zum Rücken.

2 Drehen Sie sich nun beim Einatmen mit dem ganzen Oberkörper einschließlich Ihres Kopfs nach rechts, dann zurück zur Mitte und dann beim nächsten Ausatmen nach links, einatmend wieder zurück zur Mitte und nach rechts und so weiter. Zählen Sie bis 54, und lassen Sie dann Ihre Arme nach unten sinken. Warten Sie ein paar Atemzüge lang, und beginnen Sie dann mit dem nächsten Übungsteil.

3 Sie sitzen weiter im Kamelsitz und bringen Ihre Arme wieder in die gleiche Stellung wie zuvor. Dieses Mal führen Sie die Ellbogen einatmend nach oben in Richtung Decke und ausatmend wieder in die Ausgangsposition.

Machen Sie auch diese Übung 54mal mit einer kleinen Pause am Ende.

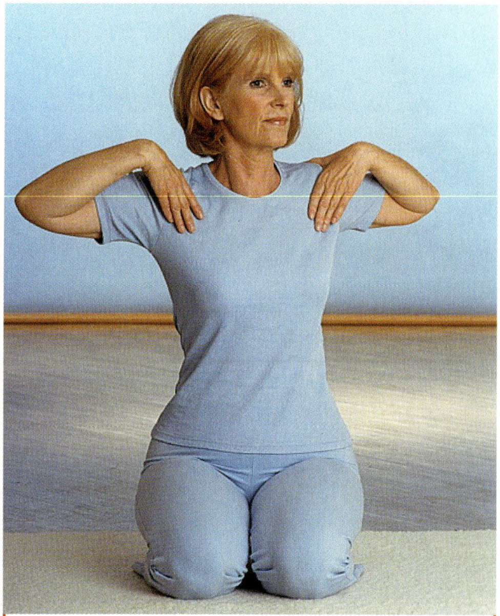

KREISELN FÜR MEHR ENERGIE

Bei diesem Schritt der Übungsreihe konzentrieren Sie sich auf Kopf, Hals, Nacken und Oberkörper. Das Kreiseln darf Sie nicht schwindelig machen!

Werden Sie schneller

Sie setzen sich wieder zurück in den losen Schneidersitz.

1 Legen Sie Ihre linke Hand auf den linken, Ihre rechte Hand auf den rechten Oberschenkel. Beim Einatmen ziehen Sie nun die linke Schulter zum linken Ohr, lassen sie ausatmend wieder fallen und dann einatmend die rechte Schulter zum rechten Ohr und ausatmend wieder fallen lassen – so schnell und rhythmisch, wie Sie können. Zählen Sie bis 54.

2 Sie sitzen wie zuvor. Dieses Mal ziehen Sie beim Einatmen beide Schultern zusammen zu den Ohren hoch und lassen sie beim Ausatmen wieder fallen. Machen Sie die Übung 54mal,dann ruhen Sie sich aus.

In schneller Bewegung

Sie sitzen weiter im Schneidersitz.

1 Ihre Hände liegen auf den Oberschenkeln. Schwingen Sie nun nur mit Ihrem Kopf beim Einatmen nach links und zurück zur Mitte und dann ohne abzusetzen beim Ausatmen nach rechts, wieder zurück nach links und so weiter. Zählen Sie bis 54, und entspannen Sie dann.

2 Sie sitzen weiter im losen Schneidersitz. Falten Sie die Hände vor der Brust, indem Sie die Finger ineinander verschränken, nur Zeigefinger und Daumen bleiben gestreckt.

3 Führen Sie nun Ihre gestreckten Arme beim Einatmen nach oben über den Kopf und dann ausatmend dicht am Gesicht vorbei wieder nach unten.

Machen Sie diese Übung mindestens siebenmal. Dann entspannen Sie sich wieder kurz.

Stellen Sie sich hin

Stellen Sie sich nun auf.

1 Ihre Füße berühren sich an den Fersen, die Zehen weisen jeweils etwas nach außen, so dass Ihre Füße ein V bilden.

2 Heben Sie nun die Fersen an, und verlagern Sie Ihr Gewicht nach vorne auf die Fußballen, und gehen Sie in die Hocke. Mit Ihren Fingerspitzen berühren Sie den Boden.

3 Beim Einatmen strecken Sie nun Ihre Beine, und machen Sie so gerade, wie Sie können, während Sie die Fingerspitzen auf dem Boden lassen. Beim Ausatmen gehen Sie wieder in die Hocke.

4 Machen Sie die Übung schnell und rhythmisch, mindestens siebenmal.

Im Liegen

Danach legen Sie sich auf den Rücken.

1 Die Füße berühren sich an den Fersen und fallen locker nach außen. Die Hände liegen neben Ihrem Körper, die Handflächen nach oben zur Decke.

2 Bleiben Sie nun einige Minuten still liegen, und atmen Sie dabei gleichmäßig und tief ein und aus.

Wirkung ► Fördert den Kreislauf, massiert die inneren Organe und endokrinen Drüsen sowie das Lymph- und Venensystem, reinigt die Gelenke und Muskeln von Kalziumkristallen und anderen Ablagerungen, regt die Darmperistaltik und Arbeit der Verdauungsorgane an.

Wichtig nach den Übungen: Ruhe, um die in Zirkulation gebrachten Abfallstoffe in Ruhe verarbeiten zu können, viel trinken. Wenn Sie etwas geübter sind, können Sie von 54 auf 108 Übungen wechseln.

Über dieses Buch

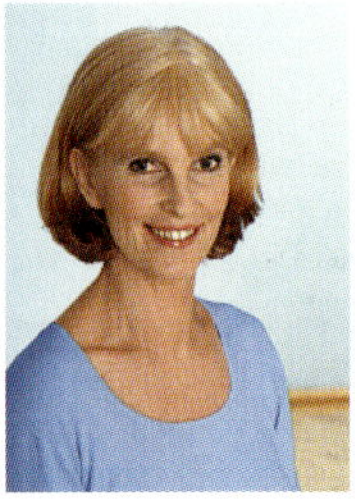

Die Autorin

Dorothea Zimmer ist Diplom-Psychologin mit Ausbildung in Gestalttherapie und Körperbewusstsein – unter anderem in Jin Shin Jyutsu, Yoga und Ernährung. Sie arbeitet als Therapeutin, Reiki-Meisterin, freie Journalistin und Buchautorin. Sie lebt in der Nähe von Augsburg und leitet Kurse und Seminare.

Haftungsausschluss

Die Inhalte dieses Buches sind sorgfältig recherchiert und erarbeitet worden. Dennoch können weder die Autorin noch der Verlag für die Angaben in diesem Buch eine Haftung übernehmen.

Bildnachweis

Alle Fotos Susanne Kracke, München
mit Ausnahme von:
akg-images Archiv für Kunst und Geschichte GmbH, Berlin: 10, 19;
Bildarchiv Preußischer Kulturbesitz, Berlin: 17;
Image Bank Bildagentur GmbH, München: 21 (Romanelli);
Sascha Wuillemet, Icking: 22

Danksagung

Wir danken Hildegard Mika von DARSANA, Auf dem Rain 2, 86150 Augsburg, für die Leihgaben Yogabank und Yogakissen.

Impressum

Weltbild Buchverlag
-Originalausgaben-

Steinerne Furt 67, 86167 Augsburg
2. Auflage 2003

Projektleitung: Susanne Haffner
Redaktion: Verena Zemme
Bildredaktion: Susanne Allende
Umschlaggestaltung und Innenlayout: X-Design, München
Titelfoto: Susanne Kracke, München
DTP/Satz: AVAK Publikationsdesign, München
Reproduktion: Point-of-Media, Augsburg
Druck und Bindung: Offizin Andersen Nexö Leipzig GmbH – ein Unternehmen der Union Verwaltungsgesellschaft, - Spenglerallee 26–30, 04442 Zwenkau

Gedruckt auf chlorfrei gebleichtem Papier

Printed in Germany

ISBN 3-89604-850-3

VERZEICHNIS DER ÜBUNGEN